essentials

Essentials liefern aktuelles Wissen in konzentrierter Form. Die Essenz dessen, worauf es als „State-of-the-Art" in der gegenwärtigen Fachdiskussion oder in der Praxis ankommt. *Essentials* informieren schnell, unkompliziert und verständlich

- als Einführung in ein aktuelles Thema aus Ihrem Fachgebiet
- als Einstieg in ein für Sie noch unbekanntes Themenfeld
- als Einblick, um zum Thema mitreden zu können

Die Bücher in elektronischer und gedruckter Form bringen das Fachwissen von Springerautor*innen kompakt zur Darstellung. Sie sind besonders für die Nutzung als eBook auf Tablet-PCs, eBook-Readern und Smartphones geeignet. *Essentials* sind Wissensbausteine aus den Wirtschafts-, Sozial- und Geisteswissenschaften, aus Technik und Naturwissenschaften sowie aus Medizin, Psychologie und Gesundheitsberufen. Von renommierten Autor*innen aller Springer-Verlagsmarken.

Marion Roddewig ·
Katharina Rädel-Ablass · Maya Stagge ·
Ann-Marie Koch · Iris Apel ·
Manja Neumann

Praxisanleitung in der generalistischen Pflegeausbildung

Herausforderungen, Chancen und Implikationen

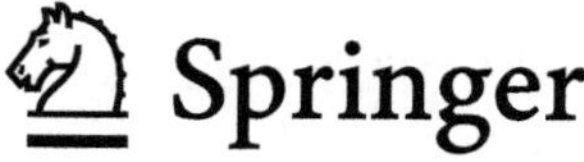 Springer

Marion Roddewig
IU Internationale Hochschule
Göttingen, Deutschland

Maya Stagge
IU Internationale Hochschule
Ober-Ramstadt, Deutschland

Iris Apel
Vogtareuth, Deutschland

Katharina Rädel-Ablass
IU Internationale Hochschule
Leipzig, Deutschland

Ann-Marie Koch
Berlin, Deutschland

Manja Neumann
Dresden, Deutschland

ISSN 2197-6708 ISSN 2197-6716 (electronic)
essentials
ISBN 978-3-662-73144-4 ISBN 978-3-662-73145-1 (eBook)
https://doi.org/10.1007/978-3-662-73145-1

Die Deutsche Nationalbibliothek verzeichnet diese Publikation in der Deutschen Nationalbibliografie; detaillierte bibliografische Daten sind im Internet über https://portal.dnb.de abrufbar.

Planung/Lektorat: Sarah Busch
Springer ist ein Imprint der eingetragenen Gesellschaft Springer-Verlag GmbH, DE und ist ein Teil von Springer Nature.
Die Anschrift der Gesellschaft ist: Heidelberger Platz 3, 14197 Berlin, Germany

Wenn Sie dieses Produkt entsorgen, geben Sie das Papier bitte zum Recycling.

Was Sie in diesem *essential* finden können

- Sichtweisen und Belastungen von bereichseingebundenen Praxisanleitenden
- Einfluss der Praxisanleitung auf die Bindung von Auszubildenden
- Gründe für das Ausscheiden von Praxisanleitenden

Vorwort

Das Innovationszentrum Pflege und Gerontologie (IPG) an der IU Internationale Hochschule steht für ein transdisziplinäres und unabhängiges Forschungsnetzwerk, das sich der innovativen, praxisorientierten und evidenzbasierten Forschung in den Bereichen Pflege und Gerontologie widmet. Das IPG fördert die Verbindung von Wissenschaft und Praxis, um nachhaltige Verbesserungen in der pflegerischen Versorgung und den Umgang mit dem Alter und Altern zu erzielen.

Das IPG bietet mit diesen Essentials Studierenden der IU eine Plattform zur Präsentation ihrer Bachelor- bzw. Masterarbeiten. Dafür wählen wir Arbeiten aus, die sich besonders durch die Verknüpfung von Theorie und Praxis sowie einen hohen Innovationsgrad auszeichnen. Damit wollen wir den wissenschaftlichen Diskurs und den Austausch mit der Praxis fördern sowie die Akademisierung in Pflege und Gerontologie vorantreiben.

Wir bedanken uns bei den Beteiligten für ihre Beiträge und ihr Engagement. Wenn Sie weitere Informationen zu den Beiträgen wünschen, können Sie sich gerne an uns wenden. Wir freuen uns auf den daran anknüpfenden Dialog.

Mail: ipg@iu.org

Homepage: www.iu.de/forschung/projekte/ipg/

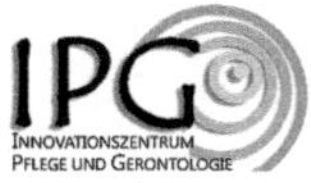

Prof. Dr. Patrick Fehling, Pflegewissenschaft
Prof. Dr. Melissa Henne, Pflegemanagement
Prof. Dr. Abdulillah Polat, Pflegepädagogik
Prof. Dr. Katharina Rädel-Ablass, Pflegewissenschaft
Prof. Dr. Marion Roddewig, Gesundheitspädagogik
Prof. Dr. Klaus Schliz, Pflegemanagement
Prof. Dr. Maya Stagge, Gerontologie

Inhaltsverzeichnis

Über die Autoren

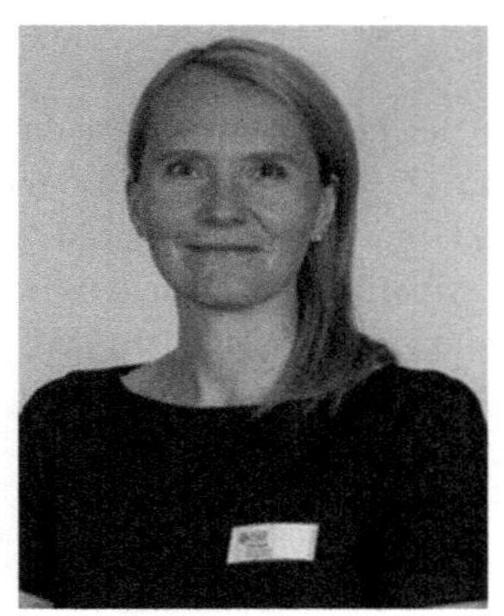

Iris Apel war langjährig in der klinischen Intensivpflege tätig und begleitete den Fachbereich als Praxisanleitung. Weiterführend baute sie die Abteilung „Zentrale Praxisanleitung und praktische Ausbildung" auf und absolvierte berufsbegleitend das Studium zur Pflegepädagogin Bachelor of Arts. Aktuell ist die Autorin als Pflegepädagogin an der bfz Pflegeschule Alpenvorland in Rosenheim.

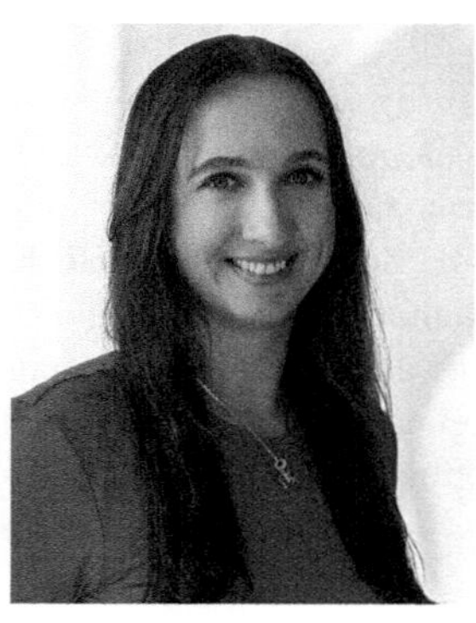

Ann Marie Koch ist examinierte Gesundheits- und Krankenpflegerin und seit 2016 kontinuierlich im Pflegebereich tätig. 2019 absolvierte sie die Weiterbildung zur Praxisanleitung. Sie studierte Pflegepädagogik an der IU Internationale Hochschule und schließt das Bachelorstudium 2025 ab. Seit Mai 2025 arbeitet sie als Gesundheits- und Krankenpflegerin sowie als zentrale Praxisanleiterin am Deutschen Herzzentrum der Charité in Berlin.

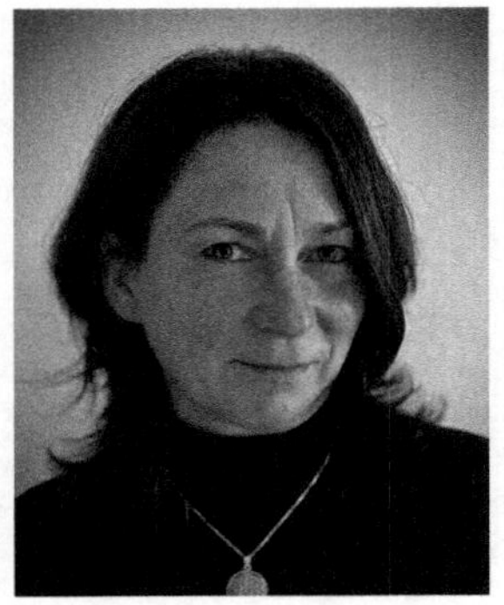

Manja Neumann ist examinierte Krankenschwester und Fachkrankenschwester für Intensivkrankenpflege und Anästhesie. Seit 2020 arbeitet sie als Lehrkraft an einer Berufsfachschule für Gesundheits- und Sozialberufe. Parallel dazu absolvierte sie einen Bachelor in Pflegepädagogik an der IU Internationalen Hochschule und befindet sich aktuell im Masterstudiengang für Berufspädagogik für Gesundheitsberufe.

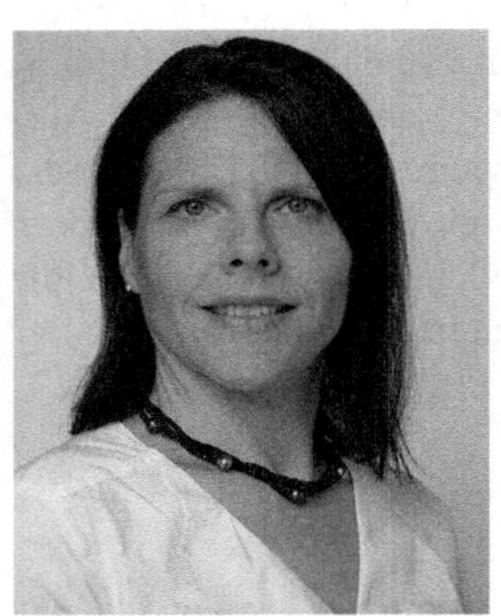

Katharina Rädel-Ablass ist examinierte Krankenschwester und promovierte 2016 an der Charité Berlin zum Thema „Konstrukte zur Pflegeübernahme". Seit 2021 ist sie Professorin für Pflege an der IU Internationalen Hochschule. Davor war sie Vertretungsprofessorin für den Bachelorstudiengang Pflege an der Ernst-Abbe-Hochschule Jena.

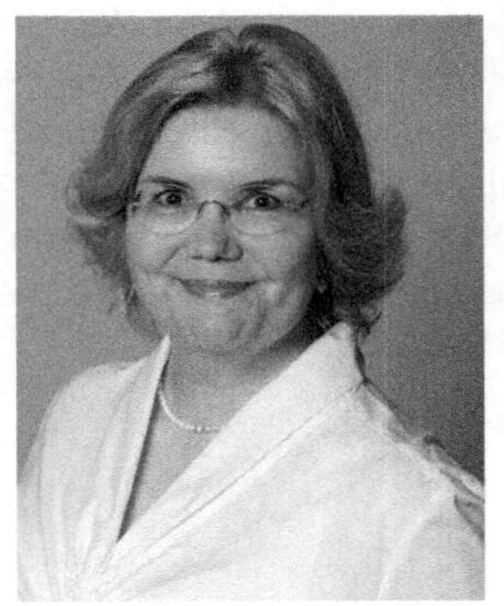

Marion Roddewig ist gelernte Krankenschwester und seit 2022 Professorin für Gesundheits- und Pflegepädagogik an der IU Internationalen Hochschule. Davor war sie Verwaltungsprofessorin für den Bachelorstudiengang Pflege am Gesundheitscampus in Göttingen. Sie hat regelmäßige Lehraufträge am Gesundheitscampus in Göttingen und der HS Hannover Fakultät V.

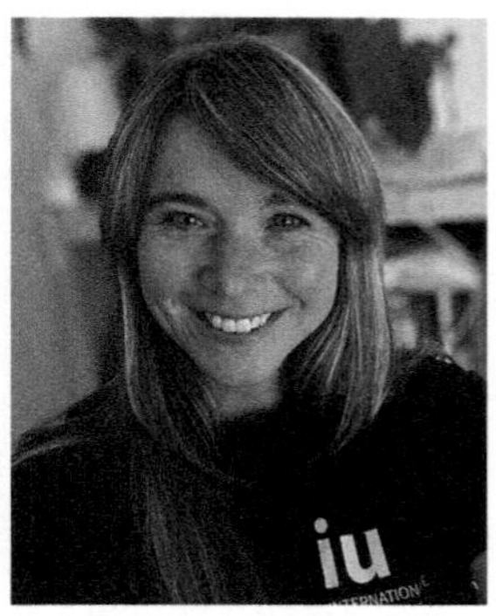

Maya Stagge ist seit 2019 Professorin für Gerontologie an der IU Internationalen Hochschule. Davor war sie u. a. als wissenschaftliche Mitarbeiterin am Zentrum für Pflegeforschung und Beratung (ZePB) der Hochschule Bremen tätig und leitete eine Altenpflegeschule.

Einleitung

Der erste Beitrag (Koch & Roddewig) befasst sich mit den Belastungen und Rahmenbedingungen der Praxisanleitung aus Sicht der bereichseingebundenen Praxisanleitenden. Eine empirische Studie zeigt auf, dass sich Praxisanleitende durch ihre zusätzliche Tätigkeit belastet fühlen und einen dringenden Wunsch nach zeitweiser Freistellung äußern, um den gesetzlichen Vorgaben einer strukturierten Anleitung nachzukommen. Die Ergebnisse verdeutlichen, dass der Praxisanleitung nicht die notwendige Aufmerksamkeit und Wertschätzung zukommt, insbesondere im Hinblick auf die fehlende gesetzliche Regelung der Vergütung anleitender Tätigkeiten.

Im zweiten Beitrag (Apel & Rädel-Ablass) wird der Einfluss der Praxisanleitung auf die Bindung von Auszubildenden im Kontext weiterer organisationaler Faktoren untersucht. Die Studie verdeutlicht, dass während Praxisanleitende durchaus einen Einfluss auf das Bindungsverhalten haben, sich das Team sowie die Lern- und Arbeitsatmosphäre als deutlichere Faktoren erweisen. Die Erkenntnisse unterstreichen die entscheidende Bedeutung der Rahmenbedingungen seitens der Unternehmen und die Notwendigkeit eines wertschätzend-respektvollen Umgangs.

Der dritte Beitrag (Neumann & Stagge) thematisiert die Gründe für das Niederlegen der Funktion als Praxisanleitung seit der Einführung der Pflegeberufereform. Durch eine qualitative Analyse werden zu knappe zeitliche, räumliche und personelle Ressourcen, ein Mangel an Wertschätzung sowie kritische Betrachtungen des Curriculums als wesentliche Ursachen identifiziert. Die Studie belegt zudem einen deutlichen Zusammenhang zwischen dem beklagten Verhalten der Auszubildenden und der Entscheidung, die Praxisanleitungsfunktion aufzugeben.

M. Roddewig et al., *Praxisanleitung in der generalistischen Pflegeausbildung*, essentials, https://doi.org/10.1007/978-3-662-73145-1_1

Zusammen bieten diese Beiträge einen umfassenden Überblick über die aktuellen Herausforderungen und Chancen der Praxisanleitung in der generalistischen Pflegeausbildung. Sie liefern nicht nur wertvolle theoretische Einsichten, sondern auch praktische Ansätze zur Verbesserung der Ausbildungsqualität und Arbeitsbedingungen für Praxisanleitende. Dieses Werk ist somit von essenzieller Bedeutung für alle, die in der Pflegeausbildung tätig sind oder sich mit der Weiterentwicklung der Pflegeausbildung beschäftigen. Es trägt dazu bei, die Diskussion, um notwendige Reformen und Innovationen in der Praxisanleitung voranzutreiben und stellt praktikable Lösungen für die Herausforderungen der Gegenwart und Zukunft bereit.

Rahmenbedingungen und Belastungen aus Sicht der Praxisanleitenden

2

2.1 Zusammenfassung

Die Begleitung und praktische Anleitung von Lernenden ist ein fundamentales Element der Pflegeausbildung. Aufgrund dessen ist eine empirische Betrachtung der Bedingungen unter denen Praxisanleitende in der Pflege arbeiten Ziel dieser Forschungsarbeit. Mit Hilfe von quantitativer Methodik werden 272 bereichseingebundene Praxisanleitende aus allen drei Versorgungsbereichen, per Fragebogen zu ihren Meinungen und Sichtweisen befragt. Dabei wird deutlich, dass sich nahezu alle Befragten durch die zusätzliche Tätigkeit belastet fühlen. Die Ergebnisse signalisieren außerdem den Wunsch nach zeitweiser Freistellung von der direkten Pflege des zu pflegenden Menschen, um Praxisanleitung gesetzeskonform durchführen zu können. Der Gesetzgeber sieht u. a. eine festgelegte strukturierte Anleitungszeit von 10 % der Arbeitszeit der Auszubildenden vor. Eine Thematik, mit der sich der Gesetzgeber aber nicht befasst, ist die Vergütung der Tätigkeit in der Praxisanleitung, auch damit setzt sich diese Arbeit auseinander. Die Ergebnisse zeigen, dass ca. 1/3 der Befragten für ihre zusätzliche Tätigkeit nicht bezahlt werden. Insgesamt kann gesagt werden, dass Praxisanleitung in der Pflegeausbildung nicht die Aufmerksamkeit und Wertschätzung zuteilwird, die sie zum einen verdient hat und die zum anderen auch erforderlich ist, um eine qualitativ hochwertige Pflegeausbildung und somit auch die gesamte Zukunft des Pflegeberufes zu sichern.

© Der/die Autor(en), exklusiv lizenziert an Springer-Verlag GmbH, DE, ein Teil von Springer Nature 2026
M. Roddewig et al., *Praxisanleitung in der generalistischen Pflegeausbildung*, essentials, https://doi.org/10.1007/978-3-662-73145-1_2

2.2   Einleitung

Die Einführung der generalistischen Pflegeausbildung hat zu weitreichenden Veränderungen im Bereich der Praxisanleitung geführt (Mamerow 2021, S. 39–40). Der Aufgabenbereich von Praxisanleitenden wurde erweitert und geht mit einer höheren Verantwortung einher. Zu den wesentlichen Neuerungen zählen die Verpflichtung, mindestens zehn Prozent der Ausbildungszeit strukturiert anzuleiten, sowie der Nachweis von jährlich 24 h Pflichtfortbildung (ebd., S. 12–13). Bereichseingebundene Praxisanleitende übernehmen diese Aufgaben parallel zur direkten Pflege, eine Mehrfachverantwortung, derer sie gerecht werden müssen. Der Gesetzgeber hat zwar Aufgaben festgelegt, die innerhalb der Praxisanleitung erfüllt werden sollen, jedoch keine unterstützenden Maßnahmen. Zudem besteht ein deutlicher Mangel an Studien, die sich mit den Rahmenbedingungen für Praxisanleitende befassen.

Vor diesem Hintergrund geht diese Arbeit den folgenden zentralen Fragen nach:

1. Wie bewerten bereichseingebundene Praxisanleitende die Lehr- und Lernbedingungen in der praktischen Pflegeausbildung?
2. Erhalten bereichseingebundene Praxisanleitende Unterstützung bei der Umsetzung wachsender Aufgaben in der praktischen Pflegeausbildung und wenn ja, in welcher Form?
3. Erhalten bereichseingebundene Praxisanleitende in der Pflege eine erhöhte Vergütung für ihre Arbeit und wenn ja, empfinden sie diese als ausreichend?

Nach einer einleitenden Darstellung der Rolle und Aufgaben von Praxisanleitenden sowie einer Beschreibung des theoretischen Hintergrunds werden das methodische Vorgehen und die Ergebnisse der empirischen Untersuchung vorgestellt. Abschließend werden Handlungsempfehlungen abgeleitet.

2.3   Rolle und Aufgaben der Praxisanleitung

Die Pflegeausbildung ist durch einen hohen Anspruch an Theorie-Praxis-Verknüpfung geprägt. Während der praktischen Einsätze benötigen Auszubildende eine qualifizierte Begleitung zur Entwicklung beruflicher Handlungskompetenz (Schlosser 2022, S. 11–12). Diese Aufgabe übernehmen Praxisanleitende, die eine entsprechend qualifizierende 300-stündige Weiterbildung absolviert haben müssen. Voraussetzung hierfür ist eine abgeschlossene Pflegeausbildung und mindestens ein Jahr Berufserfahrung (Mamerow 2021, S. 9). Zudem sind jährlich 24 h Fortbildung nachzuweisen. Die Mehrheit der Praxisanleitenden sind bereichseingebunden oder auch dezentral, d. h. sie übernehmen die anleitenden Tätigkeiten zusätzlich zu ihren pflegerischen Aufgaben (Schawe 2023, S. 43). Zwar besteht kein ausdrücklich gesetzlich verankerter Anspruch auf Freistellung, doch impliziert die Vorgabe, mindestens 10 % strukturierte Praxisanleitung sicherzustellen, faktisch eine Freistellungsquote.

2.4 Strukturierte Praxisanleitung

Ausbildungsträger sind gesetzlich verpflichtet, strukturierte Anleitung im geforderten Umfang sicherzustellen (Schlosser 2022, S. 19). Da der Begriff „strukturierte Anleitung" nicht näher definiert ist, orientieren sich Anleitungssituationen in der Praxis in der Regel an den in der PflAPrV, Anlage 2, beschriebenen fünf Kompetenzbereichen: Pflegediagnostik und -prozesse, Kommunikation und Beratung, intra- und interprofessionelles Handeln, ethisches Handeln sowie wissenschaftsbasierte Pflege (Kriesten 2021, S. 140). Um diese Bereiche gezielt zu fördern, kommen strukturierte Lernaufgaben zum Einsatz. Sie werden aus realen pflegeberuflichen Handlungsfeldern didaktisch aufbereitet, orientieren sich am individuellen Ausbildungsstand und regen in den Anleitungssituationen zur aktiven Auseinandersetzung an. Gleichzeitig bilden sie die Grundlage für die anschließende Reflexion und fungieren damit als Transferinstrument zwischen Theorie und Praxis. Ziel ist es, die berufliche Handlungsfähigkeit in allen Kompetenzbereichen zu entwickeln, die Planung, Durchführung, Kontrolle und Reflexion realer Handlungssituationen einschließt. Strukturierte Anleitungssituationen erfordern daher stets eine sorgfältige didaktische Vorbereitung und Nachbereitung.

2.5 Hintergrund

Trotz der zentralen Bedeutung der Praxisanleitung für die Pflegeausbildung liegen bislang nur wenige empirische Studien zur Arbeitssituation von Praxisanleitenden vor. Eine der Studien, die sich zumindest teilweise mit der Situation von Praxisanleitenden auseinandersetzt, wurde vom Bundesinstitut für Berufsbildung (BIBB) in Auftrag gegeben und 2023 veröffentlicht (Tsarouha et al. 2023, S. 106–107). Die Ergebnisse dieser Studie liefern wichtige Anhaltspunkte für die hier vorliegende Forschung.

Studienbeschreibung

Die Studie besteht aus zwei Erhebungssträngen. Im ersten wurden Praxisanleitende, Lehrpersonen und Leitungskräfte mittels qualitativer Interviews befragt (Großmann et al. 2023, S. 123). Im zweiten wurden quantitative Daten durch eine Befragung von Auszubildenden erhoben.

Innerhalb des ersten Erhebungsstrangs wurden von März bis Mai 2022 67 Praxisanleitende aus allen drei Versorgungsbereichen der Pflege befragt (Großmann et al. 2023, S. 124). Deren Tätigkeitsprofil wies unterschiedliche Grade der Freistellung auf (Großmann et al. 2023, S. 124).

Ergebnisse der BIBB-Studie

Die Ergebnisse verdeutlichen veränderte Aufgaben und Herausforderungen durch die generalistische Ausbildung und die wachsende Bedeutung der Praxisanleitung (Großmann et al. 2023, S. 124).

Gesetzliche Vorgaben: Die zehnprozentige Anleitungszeit wird von Praxisanleitenden als unklar definiert und praktisch schwer umsetzbar bewertet; es fehlen konkrete Umsetzungshilfen und eine Machbarkeitsprüfung (Tsarouha et al. 2023, S. 113).

Freistellung: Sowohl Praxisanleitende als auch Auszubildende berichten, dass die geforderten 10 % Anleitung häufig nicht erreicht werden. Gründe sind Personalmangel, Arbeitsdichte und fehlende gesetzliche Freistellungsregelungen. Eine gesetzlich verankerte Freistellung wird als entlastend angesehen (Großmann et al. 2023, S. 134; Tsarouha et al. 2023, S. 113).

Theorie-Praxis-Dialog: Die Kooperation zwischen Schulen und Einrichtungen gilt als essenziell, wird aber als unzureichend beschrieben. Fehlende Informationen über den Lernstand erschweren eine individuelle Anleitung. Gefordert werden verbindliche Strukturen für den Austausch über Kompetenzziele und Leistungsbewertungen (Großmann et al. 2023, S. 132–135).

Zusammenfassung: Die Befragten fordern eine rechtliche Klarstellung zu Umfang und Umsetzung strukturierter Anleitung, eine gesetzlich verankerte Freistellung sowie verbindliche Rahmenbedingungen für die Kommunikation mit den Pflegeschulen.

2.6   Methodik

Zur Überprüfung und Ergänzung der in Kap. 2.5 dargestellten Erkenntnisse der BIBB-Studie wurde ein quantitatives Forschungsdesign gewählt. Mittels eines standardisierten Online-Fragebogens, erstellt mit SoSci Survey und über berufliche

Kontakte sowie Instagram verbreitet, wurden bereichseingebundene Praxisanleitende aus allen drei pflegerischen Versorgungsbereichen befragt. Der Erhebungszeitraum lag zwischen dem 09.09.2024 und dem 25.09.2024. Nach Datenbereinigung standen 272 vollständig ausgefüllte Fragebögen zur Verfügung. Die Auswertung erfolgte deskriptiv-statistisch mit Fokus auf Häufigkeitsverteilungen und Mittelwerten.

2.7 Ergebnisse

Nach Abschluss der Erhebung und entsprechender Datenbereinigung standen insgesamt 272 vollständig ausgefüllte Fragebögen für die Auswertung zur Verfügung.

Allgemeine Angaben
194 teilnehmende Praxisanleitungen sind in der stationären Akutpflege und 57 in der stationären Langzeitpflege tätig. 21 der befragten Personen arbeiten im ambulanten Setting. Im Durchschnitt weisen sie Erfahrungswerte von 5 bis 10 Jahren im Bereich der Praxisanleitung auf, wobei 174 Personen, also die Mehrheit, eine Länge von bei 0–5 Jahren angeben. Die jährliche Auszubildendenzahl beträgt im Durchschnitt 11–20 Personen. Im Antwortverhalten wird eine Tendenz zu einer geringeren Auszubildendenzahl deutlich, Antwortmöglichkeiten über 20 Personen werden seltener gewählt.

Zeitbedarf und Belastungen
Der Zeitbedarf für eine strukturierte Praxisanleitung wird, mit durchschnittlich 2–4 h, als erhöht eingeschätzt. Knapp die Hälfte der Teilnehmenden haben diese Zeitspanne angegeben, innerhalb der anderen Hälfte geben die meisten eine Zeitspanne von 4–6 h an.

Basierend auf diesen Angaben, gewinnt die Frage nach zeitweisen Belastungsempfindungen in Bezug auf ihre Doppelfunktion Praxisanleitung und Pflegefachkraft mehr an Bedeutung. 223 der befragten Personen geben Belastungsgefühle an, das entspricht 82 % der Gesamtgruppe. Diese werden im nächsten Schritt gebeten, die Belastungsgefühle nach Häufigkeit einzuordnen. Fast alle geben hier eine Antwort im häufigen Bereich an.

Freistellung
129 der befragten Praxisanleitungen geben an freigestellt zu werden und 143 geben das Gegenteil an. Damit werden 53 % der Gesamtgruppe nicht freigestellt.

Die Personen, die freigestellt werden, geben durchschnittlich eine „eher häufige" geplante Freistellung an. Diese Antwortmöglichkeit wird von 25 Personen ausgewählt, die meisten (40 Personen) geben eine „eher seltene" Freistellung an. Der Mittelwert „eher häufig" kommt durch das ähnlich ausgeprägte Antwortverhalten in den restlichen Antwortmöglichkeiten zustande.

Von den insgesamt 129 teilweise freigestellten Praxisanleitungen zeigen sich 59 grundsätzlich zufrieden mit der im Dienstplan vorgesehenen Freistellungszeit. Allerdings empfinden 70 Personen – das entspricht ca. 54 % – ihre eingeplante Freistellung als unzureichend. Damit sieht mehr als die Hälfte der Befragten die aktuelle Regelung kritisch.

Nur weil Freistellung geplant wird, bedeutet dieses nicht immer automatisch, dass diese auch umgesetzt wird. Dementsprechend wird auch die Frage nach tatsächlich durchgeführter Praxisanleitungszeit gefragt. Hier geben die betreffenden PAL durchschnittlich an, dass die geplanten Tage „eher oft" umgesetzt werden. 25 Personen geben an, dass diese „immer" umgesetzt werden. Insgesamt kann festgestellt werden, dass ca. 70 % der Gruppe von zeitweise freigestellten PAL, sich in dem positiven Umsetzungsbereich einordnen. Die Antwortmöglichkeit „nie" wählte niemand der Befragten aus.

Vergütung

Für die zusätzlichen Tätigkeiten im Bereich der Praxisanleitung ist gesetzlich keine Vergütung vorgesehen. Ob die befragten PAL trotzdem von ihren jeweiligen Arbeitgebern eine Vergütung erhalten ist Gegenstand einer weiteren Frage innerhalb dieser Forschungsarbeit. 33 % der Gesamtgruppe, also insgesamt 90 von den 272 Teilnehmenden geben an keine Bezahlung für die Arbeit in der Praxisanleitung zu bekommen. Dementsprechend erhalten 182 eine Vergütung. Diese Personen sollen in einer weiteren Fragestellung ihre Vergütung von „sehr angemessen" bis „sehr unangemessen" subjektiv einschätzen.

Insgesamt lässt sich durch 113 Personen, die eine Antwort im unangemessenen Bereich gegeben haben, eine Tendenz zu diesem Bereich feststellen. 38 von ihnen finden die Bezahlung „sehr unangemessen". Bei „unangemessen" und „eher unangemessen" ordnet sich eine ungefähr gleich hohe Personenanzahl, mit 35 und 40 Angaben ein.

Zu erwähnen ist aber, dass die insgesamt meisten Antworten bei „eher angemessen" gegeben werden, der durchschnittliche Wert liegt aber nichtsdestotrotz bei „eher unangemessen".

Theorie und Praxis
Ob die teilnehmenden Praxisanleitungen Kontakt mit den Pädagogen und Pädagoginnen aus der Pflegeschule haben und wenn ja wie ausgeprägt dieser ist, soll mit weiteren Fragen herausgefunden werden. 191 der 272 PAL geben an, Kontakt zur Pflegeschule zu haben, dies entspricht ca. 70 %. Durchschnittlich soll dieser Kontakt „eher häufig" bestehen. Diese Angabe wird von 52 der 191 Kontakthabenden gemacht. Die meisten Stimmen bekommt, mit 70 Angaben, der Slot „eher selten". Trotz dessen ordnen sich, die meisten PAL den Antwortmöglichkeiten zu, welche einen eher häufigen bis sehr häufigen Kontakt ausdrücken sollen.

2.8 Interpretation

Die Analyse des Antwortverhaltens zeigt aufgrund der konstant geringen Standardabweichung (1–2), dass die befragten Personen häufig ähnliche Einschätzungen vertreten. Im Folgenden werden die Ergebnisse differenziert nach thematischen Schwerpunkten dargestellt.

Allgemeine Angaben
Ein Großteil der befragten Praxisanleitenden ist in der stationären Akutpflege tätig. Dies entspricht auch den Ergebnissen der in Kap. 2.5 dargestellten Studie von Großmann et al. (2023, S. 135), in der die stationäre Akutpflege ebenfalls stark vertreten war, während Zugänge zu anderen Versorgungsbereichen als herausfordernd beschrieben wurden. Diese Schwerpunktsetzung lässt sich zum einen durch die Größe dieses Sektors, zum anderen durch die berufliche Einbindung der Verfasserin erklären, die selbst in der stationären Akutpflege tätig ist und den Fragebogen primär dort verbreitet hat.

Die überwiegend angegebene Berufserfahrung von unter zehn Jahren könnte auf eine eher jüngere Gruppe von Praxisanleitenden hindeuten. Da die Teilnahmevoraussetzung zur Weiterbildung lediglich eine einjährige Berufserfahrung innerhalb der letzten fünf Jahre ist (Mamerow 2021, S. 9), lässt sich das biologische Alter jedoch nicht eindeutig ableiten. Die Nutzung des sozialen Mediums Instagram zur Verbreitung des Fragebogens könnte diese Tendenz zur jüngeren Zielgruppe zusätzlich erklären (Carstensen 2016, S. 54).

Hinsichtlich der Anzahl betreuter Auszubildender wurde eine Standardabweichung von 2 festgestellt, was auf eine größere Varianz in den Angaben schließen lässt. Dies dürfte mit der unterschiedlichen Größe der Ausbildungsträger in den jeweiligen Versorgungsbereichen zusammenhängen (BMFSFJ o. J., S. 26).

Zeitbedarf

Die gesetzlich geforderte strukturierte Anleitung erfordert nach Einschätzung der Befragten eine signifikante zeitliche Ressource. Durchschnittlich werden 2–4 h pro strukturierter Anleitungssituation angegeben. Bezogen auf einen Arbeitstag von acht Stunden stellt dies ein Viertel bis zur Hälfte der täglichen Arbeitszeit dar. Bei einer typischen Einsatzdauer von vier Wochen (160 h) ergibt sich bei einer gesetzlichen Anleitungsverpflichtung von zehn Prozent ein Zeitbedarf von 16 h pro Auszubildender Person. Da in der Praxis häufig mehrere Auszubildende gleichzeitig im Einsatz sind, erhöht sich der Zeitaufwand entsprechend.

Freistellung

Vor dem Hintergrund der genannten Anforderungen erscheint eine gesetzlich verankerte, mindestens anteilige Freistellung für Praxisanleitende notwendig. Diese Maßnahme würde die Umsetzung strukturierter Anleitung erleichtern und zugleich die Ausbildungsqualität sichern. In der von Tsarouha et al. (2023, S. 113) zitierten Studie befürworten ebenfalls zahlreiche Befragte eine temporäre Freistellung von der direkten Pflege.

Eine konkrete Zahl, wie viele PAL tatsächlich freigestellt werden, wird aber nicht genannt. Daher wurde diese Fragestellung innerhalb des Fragebogens mitberücksichtigt.

Die Erhebung im Rahmen dieser Arbeit zeigt, dass lediglich 129 von 272 Praxisanleitenden eine Freistellung erhalten. Wird diese gewährt, erfolgt sie aber überwiegend regelmäßig: 93 der 129 Personen berichten von einer meist stattfindenden Umsetzung, was einer Quote von 70 % entspricht. Gleichwohl berichten 143 Praxisanleitende von keiner Freistellungsmöglichkeit.

Auffällig ist zudem, dass trotz eines durchschnittlich angegebenen Planungsgrads von „eher häufig" die Antwortoption „eher selten" mit 40 Angaben häufiger gewählt wurde, was auf eine Diskrepanz zwischen Planung und tatsächlicher Durchführung hinweist. Studienergebnisse von Großmann et al. (2023, S. 134) betonen in diesem Kontext die negativen Auswirkungen von Personalausfällen auf die Zeitressourcen der Praxisanleitenden.

Belastungen

Eine hohe Belastung wird von 82 % der Befragten angegeben. Dieses Ergebnis kann nicht allein durch das Fehlen von Freistellung erklärt werden, da auch unter den freigestellten Praxisanleitenden 102 Personen ein Belastungsempfinden äußerten. 70 dieser Personen geben an, dass die Qualität ihrer Freistellung nicht ausreicht. Für die verbleibenden 32 Personen sind weiterführende Untersuchungen notwendig, um alternative Belastungsfaktoren zu identifizieren. Zukünftige

Forschungsarbeiten sollten daher gezielt Belastungskonstellationen im Kontext der Praxisanleitung analysieren.

Vergütung

Das Pflegeberufegesetz (PflBG) enthält keine Regelung zur zusätzlichen Vergütung von Praxisanleitenden. Diese Forschung greift daher u. a. gezielt die Thematik der monetären Anerkennung auf. Ein Drittel der Befragten gibt an, keinerlei Vergütung zu erhalten. Von den 182 vergüteten Personen bewerten 62 % die Höhe ihrer Entlohnung als unangemessen.

Die Ergebnisse legen nahe, dass entweder keine oder eine als unzureichend empfundene Vergütung vorliegt, was sich negativ auf Motivation und Ausbildungsqualität auswirken kann. Da Ausbildungsträger öffentliche Mittel zur Refinanzierung von Praxisanleitung erhalten (Martin und Mensdorf 2022a, S. 21), erscheint eine Überprüfung bestehender Vergütungsstrukturen dringend geboten.

Theorie und Praxis

Der Austausch zwischen Pflegeschulen und Einrichtungen wird von den Befragten als bedeutsam eingeschätzt. Über zwei Drittel der Praxisanleitenden berichten von regelmäßigem Kontakt zu Lehrkräften. Gleichzeitig nennen 70 Befragte nur „eher seltene" Kontakte, was auf Verbesserungspotenziale hinweist.

Die in Großmann et al. (2023, S. 130–131) zusammengefassten Studienergebnisse betonen die Relevanz inhaltlicher Abstimmungen zur Sicherung der Ausbildungsqualität. Eine stärkere Kommunikation würde den Praxisanleitenden ermöglichen, Anleitungssituationen zielgerichteter auf den schulischen Lernstand abzustimmen. Die konkrete Formulierung der Befragungsfrage zum Kontaktumfang ließ jedoch keine Rückschlüsse auf Inhalte und Qualität des Austauschs zu, was in zukünftigen Erhebungen differenzierter betrachtet werden sollte.

2.9 Handlungsempfehlungen

Die aufgezeigten Ergebnisse geben Einblick auf Sichtweisen und Meinungen von aktiven bereichseingebundenen Praxisanleitenden, bezüglich den Lehr- und Lernbedingungen in der praktischen Pflegeausbildung. Unter anderem wird eine geringe Freistellungsquote deutlich, welche aufgrund der festgestellten Bedeutsamkeit von Praxisanleitung innerhalb der Pflegeausbildung widersprüchlich erscheint.

Freistellungsquote
Eine regelmäßige und qualitativ hochwertige Praxisanleitung unterstützt nicht nur die fachliche Entwicklung der Auszubildenden, sondern kann auch zur Stabilisierung der Ausbildungssituation beitragen, etwa durch frühzeitige Wahrnehmung psychischer oder physischer Belastungen (Fuchs et al. 2024, S. 252). Die Analyse von Großmann et al. (2023, S. 129) zeigt, dass nur ein Fünftel der Auszubildenden die gesetzlich festgelegte Anleitungszeit erhält. Vor dem Hintergrund der hier festgestellten Freistellungsquote von lediglich 48 % ist dieser Befund nachvollziehbar, aber dennoch nicht akzeptabel.

Eine gesetzliche Verankerung der Freistellung wird die Qualität der praktischen Ausbildung sichern und Ausbildungsabbrüche potenziell reduzieren.

Wertschätzung
Wertschätzung wird verstanden als respektvolle Anerkennung von Kompetenzen und Leistungen (Hügelmeyer und Glöggler 2020, S. 152–153). Im Kontext der Praxisanleitung kann sie über eine angemessene Vergütung und ausreichende Freistellung zum Ausdruck kommen. 178 der Befragten erhalten entweder keine zeitlichen oder finanziellen Ressourcen oder nur eine von beiden. Besonders kritisch ist, dass 90 Personen keine Vergütung erhalten. Da öffentliche Mittel zur Finanzierung der Praxisanleitung zur Verfügung stehen, erscheint deren zweckwidrige Verwendung als besonders problematisch (Martin und Mensdorf 2022a, S. 21).

Ein Fortbestehen der mangelnden Wertschätzung könnte zu Demotivation, Qualitätsverlust oder einem Rückzug aus der Anleitungstätigkeit führen und sollte daher dringend vermieden werden.

Theorie-Praxis-Dialog
Eine enge Verzahnung beider Lernorte gilt als wesentlicher Faktor für die Pflegeausbildung (Knoch 2019, S. 72). Die Tatsache, dass sich Auszubildende eine thematische Abstimmung wünschen würden, verstärkt den Bedarf zusätzlich (Großmann et al. 2023, S. 132). Wären den Praxisanleitenden vorab theoretische Inhalte bekannt, könnten sie sich thematisch besser auf strukturiertere Anleitungssituationen vorbereiten.

Die Ergebnisse zeigen, dass eine mehrheitliche Kontaktaufnahme stattfindet, jedoch lässt sich nicht eindeutig beurteilen, ob diese auch inhaltlich effektiv ist. Im Rahmen praktischer Prüfungen gemäß PflAPrV besteht zwar ein formeller Austausch, dieser bezieht sich jedoch primär auf Prüfungssituationen (§ 10 Abs. 2 Nr. 1, PflAPrV).

Zukünftige Studien sollten die Qualität und Inhalte dieser Kommunikation detaillierter erfassen, um fundierte Aussagen zur Wirksamkeit der Theorie-Praxis-Kooperation treffen zu können.

2.10   Fazit

Die Untersuchung zeigt, dass ein Großteil der Praxisanleitenden unter hoher Belastung steht, über die Hälfte keine zeitweise Freistellung erhält und etwa ein Drittel keine Vergütung bekommt. Die Ursachen für die Belastung sind multifaktoriell und nicht allein auf das Fehlen von Freistellung zurückzuführen.

Gerade die Zahl der Belastungsangaben, welche nicht allein durch fehlende Freistellung erklärt werden kann, zeigt auf, dass die Aufgaben in der Praxisanleitung ggf. zu breit gefächert sind und die PAL zu wenig Unterstützung oder Vorbereitung erfahren. Um genauere Begründungen für die Belastungsgefühle eruieren zu können, wären weiterführende Forschungsarbeiten sinnvoll.

Der Theorie-Praxis-Dialog sollte weiter gestärkt und inhaltlich fokussiert werden, um die Ausbildungsqualität zu sichern. Zudem ist eine angemessene Vergütung für Praxisanleitende zwingend erforderlich. Die Ergebnisse offenbaren klaren Handlungsbedarf hinsichtlich der Vergütungs- und Freistellungsstrukturen. Eine Verbesserung dieser Rahmenbedingungen könnte nicht nur die Arbeitszufriedenheit der Praxisanleitenden steigern, sondern auch zu verbesserten Ausbildungsbedingungen beitragen.

Das Ziel aller an der Pflegeausbildung Beteiligten sollte sein, die Rahmenbedingungen für das Lehren und Lernen in der praktischen Ausbildung zu verbessern. Auf diese Weise lässt sich dem zunehmenden Pflegenotstand aktiv begegnen, was wiederum zur Sicherung der pflegerischen Versorgung und zum Wohlergehen der gesamten Gesellschaft beiträgt.

Der Einfluss von Praxisanleitenden auf die Bindung von Auszubildenden

3

3.1 Zusammenfassung

Mit der generalistischen Pflegeausbildung sollte die Ausbildung im pflegerischen Bereich attraktiver gestaltet werden. Weiterhin ist es nun deutlich mehr Einrichtungen möglich, Träger der praktischen Ausbildung zu sein. Dennoch finden Auszubildende noch nicht überall die Bedingungen, die sie zum Verbleib im gewählten Betrieb nach Ausbildungsende bewegen.

Mit dem vorliegenden Beitrag wird die Rolle der Praxisanleitenden und deren Einfluss auf den Verbleib von Auszubildenden im Unternehmen eingehend untersucht. Zudem werden die Aspekte beleuchtet, die für Auszubildende während ihrer praktischen Ausbildung entscheidend sind, um den praktischen Träger als zukünftigen Arbeitgeber zu wählen. Die Ergebnisse unterstreichen die wichtige Rolle der Praxisanleitenden, weisen jedoch auf die Notwendigkeit weiterer Forschung hin, um fundierte Aussagen treffen zu können. Auch die Aspekte, die für die Lernenden im Rahmen der Unternehmenswahl im Zentrum stehen, sollen näher beleuchtet werden.

In der Gesamtschau deuten die Ergebnisse auf eine wichtige Rolle der Praxisanleitenden hin. Jedoch bedarf es hier noch tiefgründigerer Forschung, um entscheidende Aussagen treffen zu können.

M. Roddewig et al., *Praxisanleitung in der generalistischen Pflegeausbildung*, essentials, https://doi.org/10.1007/978-3-662-73145-1_3

3.2   Einleitung

Eine hohe Rate an stetig wechselndem Personal in Pflegeberufen hat laut Buchan et al. (2018, S. 4) weitreichende Auswirkungen nicht nur auf das Unternehmen an sich. Auch erfahren das Team sowie die zu Pflegenden die Konsequenzen von hohen Fluktuationsraten. Die Autoren konstatieren, dass negative Auswirkungen bei längerer Nichtbesetzung einer Stelle zunehmen und die Qualität der Patientenversorgung und die finanzielle Situation des entsprechenden Hauses leiden.

Daher befasst sich der vorliegende Beitrag mit dem Einfluss von Praxisanleitenden auf die Bindung von Auszubildenden, um so durch gute Bindungsverhältnisse stabile personelle Verhältnisse zu schaffen, eine hohe Anzahl an vakanten Stellen zu vermeiden und eine qualitativ hochwertige Patientenversorgung sicherstellen zu können.

3.3   Hintergrund

Radtke (2024) beschreibt die Situation um den Fachkräftemangel im Gesundheitswesen als prekär. Bis 2049 wird er zwischen 280.000 und 690.000 fehlende Pflegekräfte prognostiziert. Zusätzlich wird in Deutschland die Anzahl Pflegebedürftiger auf bis zu 6,8 Mio. steigen.

Weidinger et al. (2022, S. 48) führen den zunehmend höheren Altersdurchschnitt der Pflegekräfte an. Laut Schätzungen der Europäischen Kommission aus 2021 wird bis 2030 ein Gesamtbedarf von circa elf Millionen frisch ausgebildeten Pflegekräften entstehen.

Die Entwicklungen des demografischen Wandels waren ein Grund zur Implementierung der generalistischen Pflegeausbildung in Deutschland (Bundesministerium für Gesundheit 2024). Zusätzlich soll die pflegerische Ausbildung attraktiver gestaltet und eine moderne Berufsausbildung geboten werden.

Durch die Regelungen der §§ 8 und 18 PflBG sind nahezu alle Einrichtungen des Gesundheits- und Pflegesystems berechtigt, als Träger der praktischen Ausbildung (TdpA) zu agieren, sofern praktische Einsätze möglich sind und Praxisanleitungen im gesetzlich geforderten Umfang von 10 % der Einsatzzeit geleistet werden können.

Laut Mamerow (2021, S. 12–13) kommen Praxisanleitenden vielfältige Aufgaben zu und sie sind ein wichtiges Bindeglied zwischen praktischem Einsatzort und Pflegeschule. Sie begleiten Auszubildende bei ersten Schritten im Pflegeberuf und sind für Planung und Durchführung der praktischen Ausbildung mitverantwortlich.

Jakobs (2019, S. 14) bezeichnet Praxisanleitende als „Aushängeschild" des Unternehmens, die als direkte Ansprechpartner für alle Beteiligten fungieren. Sie treten als Vorbilder auf und bewirken eine bessere Wahrnehmung der Profession Pflege.

Vorderwülbecke et al. (2024) kristallisieren Praxisanleitungen als zentrale Schlüsselrolle für die Bindung gewonnenen Personals und die Personalgewinnung zukünftiger Pflegefachkräfte heraus. Eine gute Begleitung der Lernenden ist besonders in komplexen Ausbildungssettings wichtig, um Demotivation zu vermeiden.

Um mögliche Chancen der Praxisanleitung bei der Bindung von Auszubildenden zu identifizieren, wurden Auszubildende und Praxisanleitungen in der generalistischen Pflegeausbildung mittels Leitfadens befragt, basierend auf folgenden Forschungsfragen:

Wie können Praxisanleitende im Rahmen der praktischen Einsätze die Bindung der Auszubildenden an das Unternehmen beeinflussen?

Welche Aspekte stehen für Auszubildende im Vordergrund, um den praktischen Träger als zukünftigen Arbeitgeber zu wählen?

3.4   Methodik

Das Forschungsfeld wurde auf Praxisanleitende und Auszubildende einer ländlich gelegenen Klinik in Oberbayern eingegrenzt. Der Forschenden war es wichtig, gezielte Erfahrungen der beteiligten Personen betrachten zu können, weswegen die Stichprobe mittels Ein- und Ausschlusskriterien (beispielsweise: Auszubildende mindestens im zweiten Ausbildungsdrittel, Erfahrungen in der Anleitungstätigkeit) weiter modifiziert wurde.

Die Stichprobe wurde gezielt auf die zuvor genannten Personengruppen ausgerichtet, gemäß dem Konzept des „purposive/purposeful sampling" (Döring und Bortz 2016, S. 302).

Für die geplanten Interviews wurden jeweils vier Personen der entsprechenden Gruppe gewählt (n=8).

Die Wahl fiel dabei auf ein halbstandardisiertes Leitfadeninterview (Schreier 2023, S. 255), dessen Fragen mittels SPSS-Prinzips (Helfferich 2011, S. 182) erstellt wurden. So konnte der Leitfaden strukturiert und gleichzeitig offen gestaltet werden.

Nach der Durchführung und Transkription der Interviews fand die Datenauswertung anhand der qualitativen Inhaltsanalyse nach Mayring (2022) statt, da sich die Forschende mit der Analyse am gewonnenen Material orientierte sowie dessen Strukturierung und Zusammenfassung als Ziel hatte.

3.5   Ergebnisse

Für die Auszubildenden sowie Praxisanleitenden entstanden theoriebasiert verschiedene Kategoriensysteme, die während des Analysezeitraums durch weitere induktive Kategorien ergänzt wurden. Bei den Auszubildenden wurden die drei Themenbereiche Bindungsebenen, Bindungsrichtungen sowie ausschlaggebende Einflussfaktoren für den Verbleib im Unternehmen einbezogen. Für die Praxisanleitenden konzentrierte sich die Analyse auf die vier Kategorien Bindungsebenen, Aufgaben sowie Rollen von Praxisanleitenden und auf die von ihnen in Betracht gezogenen Möglichkeiten der Bindung von Auszubildenden.

Alle befragten Auszubildenden äußerten sich im Rahmen der Interviews eher indirekt zur Bedeutung von Bindungsrichtungen, machten jedoch durch ihre Aussagen deutlich, dass diese eine zentrale Rolle spielen. Besonders die Subkategorie „Team" wurde von allen Befragten als sehr wichtig hervorgehoben. Mehrfach wurde betont, dass ein gutes und harmonisches Miteinander innerhalb des Teams entscheidend für die Zufriedenheit im Ausbildungsbetrieb ist. Diese positiven sozialen Beziehungen im Team wurden von den Auszubildenden sogar teilweise höher bewertet als finanzielle Anreize. Diesen Aspekt verdeutlichten Aussagen, dass ein schlechtes Teamklima selbst durch eine hohe Vergütung nicht ausgeglichen werden könne. Für alle Auszubildenden zeigte sich ein wertschätzendes, respektvolles und harmonisches Teamgefüge wichtiger als bestehende monetäre Vorteile.

Besonders deutlich wurde die emotionale Bindungsebene hervorgehoben und dieser eine hohe Relevanz zugewiesen. Die Befragten unterschieden lediglich zwischen einer Bindung zu Praxisanleitenden und dem Team, wobei beiden aber die gleiche Bedeutung zugewiesen wurde.

In Bezug auf die zweite Forschungsfrage, die sich mit den Aspekten befasst, die Auszubildende zur Wahl eines Praxisbetriebs motivieren, wurden die Interviews hinsichtlich der Einflussfaktoren auf Auszubildende untersucht.

Hier zeigte sich, dass Praxisanleitung als einer der einflussreichsten Faktoren erwähnt wurde. Alle Befragten berichteten über unterschiedliche, teils positive, teils negative Erfahrungen mit ihren Praxisanleitenden in allen Einsatzbereichen. Vor allem wurde betont, dass die Motivation und Einstellung der Praxisanleitenden entscheidend für das Wohlbefinden und die berufliche Entwicklung der

Auszubildenden sind. Eine positive Atmosphäre, die von Wertschätzung und Respekt geprägt wird, wurde als sehr wichtig erachtet, da sie motivationsfördernd beschrieben wurde und das Zugehörigkeitsgefühl der Auszubildenden stärken kann. Umgekehrt führt eine schlechte Atmosphäre zu Demotivation und hat im schlimmsten Fall einen Wechsel des Arbeitgebers zur Folge.

Auch ein als passend wahrgenommenes Team sowie ein harmonisches Miteinander wurde von allen Auszubildenden als relevanter Faktor betont. Sollte das Team nicht passen, kann dies negative Auswirkungen haben und zu einem Wechselwunsch führen.

Weiterhin wünschten sich die Auszubildende eine Förderung entsprechend ihren Stärken und Schwächen sowie die Unterstützung ihrer Selbstständigkeit.

Aber auch bestehende Rahmenbedingungen (z. B. Personalbesetzung und strukturelle Gegebenheiten) beschrieben die Lernenden als prägend. Auch diese Erfahrungen wurden in den verschiedenen Einrichtungen bzw. Einsatzgebieten als sehr differenziert wahrgenommen und beschrieben.

Insgesamt zeigte sich, dass viele unterschiedliche Faktoren die Bindung und Motivation von Auszubildenden während ihrer praktischen Ausbildung beeinflussen. Beginnend bei den individuellen Praxiserfahrungen in den Einsatzbereichen, das Erleben der Praxisanleitenden und Praxisanleitungen bis hin zur generellen Atmosphäre im Team und strukturellen Rahmenbedingungen.

Bei den Praxisanleitenden kristallisierte sich Professionalität als entscheidender Teil ihres Aufgabenbereiches heraus, sowohl in der Arbeit mit den Auszubildenden als auch in ihrer eigenen Weiterentwicklung und der Aufrechterhaltung von Standards auf den Stationen. Außerdem sehen sie sich als Verbindungsglied zwischen den Stationen und den Lernenden.

Die Schaffung einer positiven Lernatmosphäre sowie das Ernstnehmen der Sorgen, Ängste, Wünsche und Bedürfnisse der Auszubildenden sehen die Befragten als weitere zentrale Aufgabe in ihrer Anleitungstätigkeit. Dies gelingt vor allem durch individuelle Kompetenzförderung und gezielt Zeit für die Lernenden einzuräumen.

Insgesamt zeigen die Aussagen, dass Praxisanleitende eine Vielzahl an Aufgaben haben – von der Schaffung einer lernfördernden Atmosphäre bis hin zur gezielten Kompetenzförderung und der Arbeit im Team.

Im Rahmen der Befragung konnte bei allen vier Praxisanleitenden ein Rollenbewusstsein festgestellt werden. Vier relevante Rollen wurden als Subkategorien analysiert. Die Rolle als „Unternehmensrepräsentant" wurde von keiner Befragten als wichtig angesehen. Die größte Bedeutung hatte die „Vorbildfunktion", die drei Praxisanleitende als zentral ansahen. Sie betonten, dass Vorbilder in der Pflege eine große Rolle spielen und sowohl positive als auch negative Erfahrungen prägend sind. Dies spiegelt sich in der hohen Bedeutung der Rolle als „Bezugsperson/Ansprechpartner" wider. Hier insbesondere in Bezug auf jederzeitige Erreichbarkeit und die Unterstützung der Lernenden während des gesamten Einsatzes.

„Praxisanleitung" an sich wird durch die Befragten als zentrale Möglichkeit gesehen, Bindung positiv beeinflussen zu können. Dabei sollten eventuell fehlende Zeitressourcen kein Grund sein, geplante Anleitungen ausfallen zu lassen. „Wertschätzung und Respekt" sind eng mit diesem Bereich verknüpft und wurden von mehreren Befragten hervorgehoben. Ebenso spielt das „Team und die Arbeitsatmosphäre" eine entscheidende Rolle. Eine gute Zusammenarbeit und positive Atmosphäre werden als Schlüsselfaktor gesehen, um Auszubildende ans Unternehmen zu binden.

Als weiteren wichtigen Faktor stellten drei der befragten Praxisanleitenden die „materiellen Aspekte" bei den Bildungsmöglichkeiten heraus. Hier jedoch mit dem Hinweis, dass finanzielle Anreize nicht übertrieben werden sollten, um langfristige Bindung zu fördern. Diese Wahrnehmung zeigte sich gegensätzlich zu der der befragten Auszubildenden, für die die finanziellen Faktoren nicht an erster Stelle stehen.

Auch die „Infrastruktur" wurde von zwei Praxisanleitenden als relevant angesehen, da die Lage der Einrichtung Schwierigkeiten bei der Anbindung und Wohnsituation mit sich bringen kann.

Darüber hinaus wurde die Rolle des Unternehmens selbst betont: Drei Befragte sehen es als Aufgabe der Einrichtung an, gezielt Maßnahmen zur Mitarbeiterbindung umzusetzen. Schließlich wurde die Bedeutung von Karriere- und Weiterbildungsmöglichkeiten hervorgehoben, insbesondere für Studierende, um langfristige Perspektiven zu schaffen.

Als weiterer Einflussfaktor wurden die „unterschiedliche Interessengebiete" der Lernenden benannt, da bestimmte Fachgebiete oder Erfahrungen die spätere Arbeitgeberwahl beeinflussen können.

3.6   Diskussion

Mittels einem qualitativen Forschungsdesign sollte untersucht werden, inwieweit einerseits Praxisanleitende in der generalistischen Pflegeausbildung über Einflussmöglichkeiten zur Bindung von Auszubildenden an das entsprechende Unternehmen verfügen. Andererseits sollten die Faktoren analysiert werden, die für die Lernenden einen hohen Stellenwert besitzen, um nach einem erfolgreichen Abschluss im entsprechenden Unternehmen weiterzuarbeiten.

Die Befragung der Auszubildenden zeigte, dass die meisten von ihnen nur ein indirektes Verständnis von den von Wolf (2020, S. 107) beschriebenen Bindungsrichtungen haben. Das Team wurde von allen als besonders wichtig für ihre Bindung angesehen, während das Unternehmen nur im Zusammenhang mit sozialen Aktivitäten wie Festen erwähnt wurde. Weitere unternehmensbezogene Faktoren wurden nicht angesprochen.

Auch bei den Bindungsebenen (rational, emotional, habituell, normativ) nach Wolf (2020, S. 56–57) ergaben sich keine klaren Bezüge. Emotionale Bindung zeigte sich vor allem durch das Arbeitsumfeld und den Zusammenhalt im Team. Nur ein Lernender stellte die Bindung zu Praxisanleitenden besonders heraus. Rationale Bindung (z. B. Gehalt) wurde selten erwähnt und stellt somit keinen Faktor dar, den Auszubildende bei der Wahl ihres potenziellen Arbeitgebers an erster Stelle sehen. Im Gegenteil hierzu sehen die Praxisanleitenden rationale Bindungsaspekte als relevant an.

Aussagen zur habituellen oder normativen Bindungsebene fehlten. Womöglich liegen die Gründe für fehlendes Verständnis dieser beiden Bindungsebenen im Wandel der Arbeitsmarktsituation in der Pflegebranche (Eppers 2024, S. 49). Laut der Autorin wird der Bedarf an Pflegefachkräften zukünftig weit über dem Angebot an ausgebildetem Personal stehen, sodass Auszubildende frei wählen können, in welchem Bereich sie später tätig werden wollen.

So rücken die Aspekte aus den normativen (z. B.: Verpflichtung aus ethisch-moralischen Überzeugungen) und habituellen Bindungsaspekten (z. B.: regelmäßig wiederkehrende Routinen und Rituale) möglicherweise in den Hintergrund. Auch Generationenunterschiede könnten bei den Befragten einen Einfluss gehabt haben. Drei der vier Auszubildenden gehören der Generation Y bzw. Generation Z an. Hier stehen Flexibilität, eine ausgeglichene Work-Life-Balance sowie das Gefühl von Zugehörigkeit, Unverbindlichkeit und Selbstverwirklichung im Vordergrund (Klein 2019, S. 41).

So wurde auch durch die befragten Auszubildenden dem Team und einem Gefühl von Zugehörigkeit die größte Bedeutung zugeschrieben, wohingegen andere Aspekte, wie beispielsweise Bindung auf rationaler Ebene, dabei in den Hintergrund traten.

Gonzáles und Peters (2021, S. 16) betonen, dass die praktischen Einsätze für Auszubildende oft ein entscheidender Punkt in ihrer Ausbildung sind, jedoch nicht immer gute Lernbedingungen bieten. Auch die befragten Auszubildenden berichteten von teils positiven, teils sehr negativen Einsatzerfahrungen, in denen sie sich oft nicht als Teil des Teams fühlten.

Negative Erfahrungen resultierten häufig aus mangelhaften Praxisanleitungen und schlechter Arbeitsatmosphäre. Praxisanleitende waren oft überlastet, sodass

Anleitungen nicht immer gesetzeskonform stattfinden konnten. Ein Auszubildender schilderte, dass er durch eine unmotivierte Praxisanleitende sogar seine generelle Berufswahl infrage stellte. Dies untermauert, wie wichtig empathische und respektvolle Praxisanleitung für Auszubildende ist.

Besonders wichtig war allen Befragten auch, nicht über- oder unterfordert zu werden und praktische Ausbildung an ihrem individuellen Lernstand orientiert zu erhalten.

Ungünstige Rahmenbedingungen, wie beispielsweise Personalmangel, Materialknappheit und Zeitdruck, beeinflussten die Anleitungssituationen oft negativ. Demgegenüber wurden freigestellte Praxisanleitende, zentrale Praxisanleitung und Mitsprache bei der Dienstplanung als sehr positiv wahrgenommen.

Ebenfalls zeigte sich, dass die individuellen Interessen der Auszubildenden für bestimmte Fachbereiche, gerade im klinischen Setting, eine große Rolle spielten. Auch der Erfahrungsaustausch der Lernenden untereinander beeinflusste einige in ihren eigenen Erwartungen an bestimmte Einsätze.

Insgesamt betonen die Auszubildenden, dass gute Praxisanleitung, ein wertschätzender Umgang und individuell passende Aufgaben entscheidend sind, um Abbrüche zu vermeiden und eine erfolgreiche Ausbildung zu sichern.

In den Aussagen der Praxisanleitenden wurden keine direkten Hinweise auf bestimmte Bindungsebenen gefunden. Stattdessen wird die Bindung vor allem mit dem Beziehungsaspekt in Verbindung gebracht und kann somit tendenziell der emotionalen Bindungsebene zugeordnet werden. Auch wenn ein Bewusstsein für verschiedene Bindungsebenen fehlt, wird die emotionale Bindung als besonders wichtig angesehen. Eine gute Beziehung zu den Auszubildenden wirkt sich positiv auf Anleitungssituationen aus, unabhängig davon, ob es sich um interne oder externe Auszubildende handelt.

Die gesetzlich verankerte Aufgabe der „Sicherstellung von Praxisanleitung" wurde von den Befragten nur selten genannt. Dies ist vermutlich darin begründet, dass drei der vier Praxisanleitenden in der zentralen Praxisanleitung arbeiten oder regelmäßige Anleitungstage haben. Demzufolge ist diese Aufgabe fester Bestandteil des Arbeitsalltags und wird als selbstverständlich wahrgenommen. Der Fokus der Befragten bezog sich stärker auf die Sicherstellung und Weiterentwicklung von Professionalität, die nicht nur die Auszubildenden, sondern auch das Team und die Station einbezieht. Hierbei wird Professionalität nicht nur als fachliches Wissen, sondern auch als wertschätzende und respektvolle Beziehungsgestaltung verstanden, ohne dabei zu sehr in persönliche Probleme einzutauchen. Darüber hinaus spielt die Entwicklung eines beruflichen Selbstverständnisses eine zentrale Rolle, um Pflege als akademischen Beruf bewusst wahrzunehmen. Dabei sollen Auszubildende lernen, Verantwortung zu übernehmen und ihre eigenen Kompetenzen zu entwickeln. So wird deutlich, dass Praxisanleitende nicht nur Wissen vermitteln, sondern auch eine professionelle Haltung und Werte weitergeben.

Der Begriff „Rolle" schien von den Praxisanleitenden nicht immer im Sinne von Preyer (2012, S. 56–57) verstanden worden zu sein. Oft wurden „Rolle" und „Aufgabe" gleichgesetzt. Dennoch konnte klar die Vorbildrolle bei drei der vier Befragten identifiziert werden: Sie sehen sich in der Pflicht, Lernenden ihr persönliches Pflegeverständnis und berufliche Werte zu vermitteln. Praxisanleitende haben eine Fortbildungspflicht, wodurch sie tief mit den Ausbildungsinhalten vertraut sind. Dies kann ihre Vorbildfunktion sowohl positiv als auch negativ beeinflussen.

Drei Praxisanleitende betonten die Rolle der Wissensvermittlerin, vor allem im praktischen Bereich. Diese Facette wird auch von Martin und Mensdorf (2022b, S. 172) als zentral beschrieben.

Die Rolle der Unternehmensrepräsentantin (Mamerow 2021, S. 4) wurde von keiner Befragten als relevant angesehen. Möglicherweise sind sie sich ihrer Wirkung in diesem Zusammenhang nicht bewusst oder sehen diese Wirkung nicht als Teil ihrer Rolle.

Vielmehr definieren Praxisanleitende laut Schlosser (2022, S. 125) ihre Rolle klar in der Anleitungstätigkeit, da sie sich explizit für diese Rolle entschieden haben und mit dieser auch verschiedene Ansprüche im Vorfeld definiert wurden. Demzufolge sehen Praxisanleitende keine Notwendigkeit im Verlassen bzw. in der Erweiterung dieser Rolle.

Die Praxisanleitenden sehen materielle Aspekte, wie ein gutes Vergütungssystem und Prämien (z. B. Starterprämien oder Unterstützung bei Wohnungskosten), als wichtige Faktoren für die Bindung von Auszubildenden an. Solche finanziellen Anreize könnten auch bei ungünstigen infrastrukturellen Bedingungen helfen, die Lernenden nach Beendigung ihrer Ausbildung an das Unternehmen zu binden und den Auszubildenden Sicherheit geben. Hier kristallisierte sich heraus, dass dieser Fakt im Gegensatz zu den Auszubildenden steht, die die materiellen Aspekte allein nicht als primär wichtig erachten.

3.7   Handlungsempfehlungen

Im Rahmen der qualitativen Analyse dieser Forschungsarbeit konnten wertvolle Erkenntnisse zur Rolle der Praxisanleitenden im Rahmen der Bindung von Auszubildenden sowie den relevanten Aspekten gewonnen werden, welche für die Lernenden bei der Wahl des Arbeitgebers Priorität haben.

Bei beiden Personengruppen zeigte sich, dass eine gute Beziehung zwischen Lernenden und Praxisanleitenden sowie ein wertschätzender Umgang im Team einen hohen Stellenwert einnehmen. Dennoch machen Auszubildende immer wieder negative Erfahrungen mit den verschiedenen, am Ausbildungsprozess beteiligten Mitarbeitenden, was die Integration in das bestehende Team sowie die vorgefundene Arbeits- und Lernatmosphäre betrifft. Dementsprechend müssen hier die Träger der praktischen Ausbildung ansetzen, um für die Lernenden eine Umgebung der Wertschätzung, des Angenommen-seins und Wohlfühlens entstehen zu lassen. Damit dies nicht nur ein kurzlebiges Phänomen ist, sollten diese Werte Teil der Unternehmenskultur sein und von allen Mitarbeitenden gelebt werden.

Auch wenn Praxisanleitende und Lernende immer wieder mit Herausforderungen und schwer änderbaren Rahmenbedingungen konfrontiert werden, dürfen Zeitdruck und Personalmangel kein Grund sein, Praxisanleitungen ausfallen zu lassen oder nur halbherzig durchzuführen. Hier muss es Priorität der Unternehmen sein, Bedingungen für die betreffenden Personengruppen zu schaffen, die ein gutes Lernen im praktischen Setting ermöglichen. Dies kann beispielsweise durch die Implementierung einer zentralen Praxisanleitung gelingen.

Auszubildenden sollten feste, freigestellte Praxisanleitende zugeteilt werden. Daraus resultiert adäquateres Feedback und individuelle Förderung, was eine stabile Vertrauensbasis begünstigt.

Die Zahlung von Einstiegsprämien, Bereitstellung von Wohnraum oder bedarfsadaptierte Unterstützungsmöglichkeiten bieten gute Voraussetzungen, um den Berufsstart zu erleichtern.

Eine Erweiterung der Aufgabenfelder von Praxisanleitenden durch definierte Themengebiete im Rahmen der Personalbindung wäre zur Schärfung des Bewusstseins denkbar.

3.8   Limitationen

Die Fokussierung auf das akutstationäre Versorgungssetting repräsentiert nur einen Teilbereich der generalistischen Pflegeausbildung. Die Forschung begrenzte sich auf Bayern, was Vergleiche zwischen Bundesländern nicht ermöglichte.

Die Studie weist methodische Einschränkungen in der Auswahl der Teilnehmer auf, da die Auswahl durch kollegiale Beziehungen und einseitige Geschlechterverteilung beeinflusst wurde. Soziokulturelle und generationenspezifische Aspekte wurden nicht berücksichtigt.

3.9 Fazit

Mithilfe der identifizierten Aussagen lassen sich Rückschlüsse ziehen, dass Praxis-anleitende durchaus Einfluss auf die Bindung von Auszubildenden haben. Dennoch benötigen sie Rahmenbedingungen, die eine gute Ausbildungsatmosphäre verschaffen, ergänzt durch ein Team, das gemeinsame Werte trägt.

Auszubildende nehmen deutlich wahr, welche Ausbildungsbedingungen ihnen guttun und ziehen persönliche Konsequenzen, wenn das Unternehmen nicht die Bedingungen für optimales Lernen schafft. Werte wie Respekt und Wertschätzung sollten Grundlagen jeder Interaktion sein.

Um für alle Einsatzgebiete Lösungsstrategien zu entwickeln, sollten in allen Bereichen der praktischen Ausbildung bekannte Herausforderungen untersucht werden. In einem weiteren Schritt kann die Rolle der Praxisanleitenden als Schlüsselfiguren näher betrachtet und gezielte Handlungsempfehlungen abgeleitet werden.

Auszubildende sind für Unternehmen das wichtigste Gut, um dem Fachkräftemangel entgegenzutreten und eine qualitativ hochwertige Patientenversorgung sicherzustellen.

Gründe für das Niederlegen der Funktion als Praxisanleitung

4.1 Zusammenfassung

Der Beitrag untersucht, welche Gründe dazu führen, dass Praxisanleitende ihre Funktion niederlegen. Angesichts der jüngsten Umstrukturierungen der Pflegeausbildung, einschließlich der Einführung neuer Ausbildungsstandards und -anforderungen, ist es von Bedeutung, die Auswirkungen dieser Reform auf die Rolle der Praxisanleitenden zu verstehen. Es wurden qualitative Experteninterviews mit Praxisanleitenden aus verschiedenen Pflegesettings durchgeführt. Die Analyse der erhobenen Daten zeigt, dass eine Vielzahl von Faktoren den Rückzug von Praxisanleitenden aus ihrer Funktion beeinflussen. Neben zu knappen zeitlichen, räumlichen und personellen Ressourcen sowie einem Mangel an Wertschätzung und kritischer Betrachtung des Curriculums, wurde ein deutlicher Zusammenhang zwischen dem beklagten Verhalten und den Einstellungen der Auszubildenden als wesentlicher Grund für das Niederlegen der Funktion festgestellt.

4.2 Einleitung

Vor dem Hintergrund des demografischen Wandels, insbesondere der Umkehrung der Bevölkerungspyramide und der damit zunehmenden Häufigkeit und Komplexität von Erkrankungen, besteht eine Herausforderung darin, die pflegerische Versorgung professionell auszubauen und sicherzustellen (Hämel und Schaeffer 2013, S. 413–415). Aufgrund dieser Entwicklungen wird die qualitativ hochwertige Ausbildung in Pflegeberufen von entscheidender Bedeutung sein, um die zukünftige

M. Roddewig et al., *Praxisanleitung in der generalistischen Pflegeausbildung*, essentials, https://doi.org/10.1007/978-3-662-73145-1_4

Versorgungssicherheit und -qualität zu gewährleisten. In diesem Kontext wird die Rolle der Praxisanleitenden als wesentlich erachtet, da sie einen maßgeblichen Einfluss auf die fachliche Entwicklung und die Kompetenzen der Auszubildenden hat (Klein et al. 2021, S. 12–15).

Derzeit fehlen empirische Grundlagen, die es ermöglichen, das Erleben betroffener Praxisanleitenden erfahrbar zu machen (Schlosser 2022, S. 12). Dieser Beitrag möchte Einblicke in die beruflichen Lebenswelten von Praxisanleitenden geben mit Fokus auf die Gründe, welche zum Niederlegen der Funktion der Praxisanleitung seit der Pflegeberufereform führen.

4.3   Hintergrund

Generalistische Pflegeausbildung und ihre Struktur
Seit dem 01.01.2020 wurden die bis dato bestehenden Pflegeausbildungen der Altenpflege, der Krankenpflege und der Kinderkrankenpflege getrennt gesetzlich geregelten und im Pflegeberufegesetz (PflBG) zu einer berufsgruppenübergreifenden dreijährigen Ausbildung vereint. Diese Reform beinhaltet einen generalistischen Ausbildungsabschnitt in den ersten zwei Ausbildungsjahren mit möglicher Vertiefung ab dem dritten Jahr in den Bereichen Pädiatrie oder Altenpflege (Kögler et al. 2023, S. 181). Damit erwerben die Absolvierenden ihren Abschluss mit der Berufsbezeichnung Pflegefachfrau oder Pflegefachmann und werden befähigt, Menschen aller Altersgruppen zu pflegen (Klein et al. 2021, S. 11). Die Ausbildungsdauer beträgt insgesamt 4600 h und wird in fünf Kompetenzbereiche aufgegliedert. Davon sind 2500 h für die praktische Ausbildung vorgesehen (Philipp 2022, S. 17–18, § 1 Abs. 2, PflAPrV). Damit überwiegen die praktischen Anteile in der Ausbildung. Die zu gewährleistende Praxisanleitung (PAL) wird im PflBG § 6 Abs. 3 festgelegt und sieht vor, dass ihr Anteil in jedem abzuleistenden Einsatz mindestens 10 % betragen muss. Für die Sicherstellung der PAL ist der Ausbildungsträger zuständig (Schlosser 2022, S. 19). Die Umsetzung des PflBG erfolgt detailliert durch die Pflegeberufe-Ausbildungs- und -Prüfungsverordnung (PflAprV). Diese regelt alle Einzelheiten zur Struktur, den Inhalten, den Prüfungen und Anerkennungen dieser Ausbildung. Eine erste Evaluation der generalistischen Ausbildung stand bei Erstellung der vorliegenden Studie noch aus.

Die neue Rolle der Praxisanleitung in der Pflegeausbildung
Tab. 4.1 zeigt insgesamt eine deutliche Anhebung des Leistungsniveaus der Zusatzqualifikation für Praxisanleitende. Der Geltungsbereich bzgl. der rechtlichen Aspekte über Art und Umfang der Anleitung sowie kontinuierliche Weiterbildungen

Tab. 4.1 Unterschiede in der Praxisanleitung innerhalb der Bundesgesetze von 2003 und 2020 (Schlosser 2022, S. 25)

	Gesetzgebung von 2003–2019	Gesetzgebung ab 2020
Art der Anleitung	Nicht geregelt	Geplante und strukturierte Praxisanleitung (§ 4 Abs. 1 PflAPrV)
Umfang der Anleitung	Nicht geregelt, möglicherweise in Form von länderspezifischen Vorgaben	10 % eines Einsatzes (§ 4 Abs. 1 PflAPrV)
Berufspädagogische Zusatzqualifikation	200 h (§ 2 Abs. 2 KrPflAPrV)	300 h (§ 4 Abs. 3 PflAPrV)
Pflegerische Berufserfahrung	2 Jahre (§ 2 Abs. 2 KrPflAPrV)	1 Jahr (§ 4 Abs. 2 PflAPrV)
Kontinuierliche Weiterbildung	Nicht geregelt	24 h berufspädagogische Weiterbildung jährlich (§ 4 Abs. 3 PflAPrV)

umfasst sowohl die Weiterbildung für Praxisanleitende vor der Gesetzgebung 2020 als auch danach (Schlosser 2022, S. 25).

Das Rollenverständnis der Praxisanleitenden ist multidimensional und richtet sich mit der gesetzlichen und strukturellen Neuordnung des PfBG neu aus. Als zentrale Ansprechpersonen bilden sie ein Bindeglied zwischen PDL, Pflegeschule und Auszubildenden sowie den Pflegepersonen. Somit sind die Praxisanleitenden nach wie vor im pflegerischen Versorgungsauftrag eingebunden. Ihre pädagogische Rolle erlaubt es ihnen nunmehr den Bewertungsprozess in der praktischen Ausbildung mitzugestalten (Klein et al. 2021, S. 39). Um ihrem Rollenverständnis bzw. den Anforderungen gerecht zu werden, wird das Instrument der geplanten strukturierten Praxisanleitung genutzt. Diese umfasst neben der Planung der Anleitungszeit auch die Ausweisung im Dienstplan. Die Durchführung der PAL orientiert sich am individuellen Ausbildungsplan und wird durch Gespräche mit den Auszubildenden ergänzt. Regelmäßig werden Lernstand, Lernziele und Unterstützungsbedarf wie auch Lernergebnisse gemeinsam mit den Auszubildenden evaluiert. Die Dokumentation über eben genannte Tätigkeiten obliegt der Praxisanleitenden. Dafür nutzen sie selbst erstellte Lern- und Arbeitsaufgaben (Klein et al. 2021, S. 13).

Diese neue Form der PAL ist ein Alleinstellungsmerkmal der praktischen Ausbildung in Pflegeberufen. Sie grenzt sich deutlich von der allgemeinen beruflichen Bildung ab, da sie vollumfänglich für die praktische Ausbildung der Auszubildenden verantwortlich ist (Schlosser 2022, S. 26). Doch genau dieses Alleinstellungsmerkmal kann zu Herausforderungen für Praxisanleitende werden.

Herausforderungen für die Praxisanleitenden

Vor dem Hintergrund der Professionalisierung und Aufwertung der Pflege wird die Entwicklung zur generalistischen Pflegeausbildung durchaus positiv bewertet. Jedoch zeigen sich in der zeitnahen Umsetzung Schwierigkeiten. Dies liegt unter anderem am verzögerten Informationsfluss bzgl. der Neuerungen und hat zur Folge, dass sowohl Praxisanleitende als auch Auszubildende ihre Situation als demotivierend und unbefriedigend erleben (Philipp 2022, S. 8). Die Ausbildungsträger und die Praxisanleitenden stehen immer noch vor der Herausforderung die aktuelle Gesetzeslage in den Betriebsalltag zu integrieren und die Auszubildenden entsprechend zu begleiten (Philipp 2022, S. 8).

Daniela Schlosser (2022) beschäftigt sich in ihrer publizierten Dissertation unter anderem mit der Frage nach dem Erleben der PAL durch die Praxisanleitenden selbst. Sie benennt dabei ein zentrales Phänomen, welches sie in der Umsetzung der Anforderungen der PAL durch die Praxisanleitenden als auch Auszubildenden sieht. Weiterhin beschreibt sie die Herausforderung der eindeutigen Rollenklarheit aller Beteiligten sowie unzureichende zeitliche und räumliche Ressourcen (Peters 2022, S. 8). Sie zeigt auf, dass Praxisanleitende innerhalb ihres Alltags erheblichen Herausforderungen in Bezug auf die Gestaltung der PAL ausgesetzt sind. Eine Anleitungssituation wird nur auf beiden Seiten als gelungen erlebt, wenn im Vorfeld die Rollen zwischen den Akteuren eindeutig definiert werden und beide ausreichend die Möglichkeit erhalten, diese zu planen und störungsfrei durchzuführen. Weiterhin stellt Schlosser (2022, S. 315) die Rollendiffusität der Praxisanleitenden in den Fokus. Diese befinden sich stetig in einem Balanceakt zwischen ihrer Tätigkeit als Praxisanleitende und der Bewältigung der täglichen Pflegeaufgaben. Der Umstand, in der sie einerseits den Versorgungsauftrag an ihrem Arbeitsort sicherstellen und andererseits ihren Bildungsauftrag gewährleisten wollen und müssen, erzeugt mitunter Druck und Leid (Quernheim 2022, S. 128). Darüber hinaus fühlen sich die Praxisanleitenden möglicherweise separiert vom Team und sehen sich gezwungen, ihre Aufgaben ohne Unterstützung zu bewältigen (Quernheim 2022, S. 115). Quernheim (2022, S. 45) formuliert die Schwierigkeiten intrinsische und extrinsische Motivationsfaktoren zu erhalten oder zu fördern. Dieser Erschwernis benennen sowohl Auszubildende als auch Praxisanleitende. Weiterhin kann es für Praxisanleitende eine anspruchsvolle Aufgabe darstellen, die Ziele einer effektiven PAL zu erreichen. Diese Ziele umfassen die Förderung des Selbstkonzepts der Auszubildenden sowie die gemeinsame Erarbeitung der jeweiligen Situation und die Entwicklung der Fähigkeit, in Widersprüchen zu denken. Hiermit wird die prägnante Vorbildrolle der Person Praxisanleitende verdeutlicht (Quernheim 2022, S. 46). Dabei können die Praxisanleitenden wahrscheinlich feststellen, dass sie sich viel stärker zur Lehrkraft in der Pflege weiterentwickeln, als sie es ursprünglich vermutet hatten (Philipp 2022, S. 8).

Aktueller Forschungsstand
Zahlreiche Forschungsarbeiten sind seit dem Inkrafttreten des Krankenpflegegesetzes (KrPflG) und des Altenpflegegesetzes 2003 entstanden. Die übersichtliche und detaillierte Aufstellung von Schlosser (2022, S. 32) gibt einen strukturierten Überblick über den Erkenntnisstand der empirischen Forschung. Weitere Studien zum Erleben der Pflegepraxis und der Rahmenbedingungen der PAL liegen von Lautenschläger und Behrens (2012) und ver.di (2015) vor (beide in Schlosser 2022, S. 32). Bislang fehlen empirische Belege hinsichtlich der Beweggründe, warum Praxisanleitende ihre Funktion als pädagogische Lernprozessbegleiter niederlegen (Schlosser 2022, S. 12). An dieser Stelle setzt diese Forschungsarbeit an. Zentraler Bestandteil sind die individuellen Perspektiven der Praxisanleitenden.

4.4 Methodik

Zur Beantwortung der Forschungsfrage wurden vier Praxisanleitende aus verschiedenen Pflegesettings mittels leitfadengestützten Experteninterviews befragt. Der Leitfaden für diese Arbeit wurde in Anlehnung an Bogner, Littig und Menz (2014, S. 32–24) entworfen. Alle vier befragten Pflegefachkräfte hatten zum Zeitpunkt der Befragung das Amt der Praxisanleitenden bereits niedergelegt, waren aber weiterhin als Pflegefachkraft tätig und verfügten über mindestens zwei Jahre Berufserfahrung als Praxisanleitende seit 2020. Der Leitfaden beinhaltete fünf größere Themenbereiche (Motivation zur Tätigkeit als PAL, Herausforderungen der PAL, Gründe für Niederlegen der Funktion des Praxisanleitenden, Strukturelle Veränderungen seit 2020 sowie Ausblicke und Empfehlungen). Zu jedem Themenbereich wurden offen formulierte Fragen erstellt und zugeordnet. Die Transkription und Auswertung erfolgte mittels MAXQDA. Für die Auswertung kam die inhaltlich strukturierende Inhaltsanalyse nach Kuckartz (2014, S. 77–79) zum Einsatz, die eine systematische und regelgeleitete Analyse der Interviewtexte ermöglichte.

4.5 Ergebnisse

Die Befragten beschreiben heterogene Motive (Wissensweitergabe, auf dem neusten Stand zu bleiben und eigene Werte und Normen weiter geben zu können), warum sie die Ausbildung zur Praxisanleitenden absolvierten. Sie benennen strukturelle Herausforderungen in mehreren Dimensionen: Zeitmangel, Planung der PAL, räumliche Ausstattung, curriculare Veränderungen sowie die Auszubildenden. Die Zusammenlegung der drei Berufsgruppen wird ebenfalls als herausfordernd sowie kritisch empfunden. Wobei die curricularen Veränderungen bei den Probandinnen den Eindruck erwecken, dass im Rahmen der PAL das Nachholen oder Ergänzen theoretischer Inhalte, notwendig sei. Alle Interviewten beschreiben eine Skepsis gegenüber dem Lernort Schule. Die Einteilungen in Themengebiete werden von ihnen als nicht passend und zu oberflächlich bewertet.

> „… wenn jetzt natürlich diese ganze ähm Pflegeausbildung umstrukturiert worden is, ebend in diese Themenbereiche und äh verschiedene Geschichten, aber ich mein im in der Praxis sind nach wie vor Krankheiten und keene Themenbereiche. Also wir arbeiten ja dort trotzdem das ebend der Patientin nen Diabetes hat oder die Niereninsuffizienz na letzten Endes ähm (..) und das alles das belastet einen natürlich sehr, weil man das natürlich gut ausbilden will…" (P4, Z. 87–93).

Eine Probandin schildert, die generalistische Ausbildung, vor der Weiterqualifikation, nicht hinterfragt zu haben. Sie will Altenpflegefachkräfte ausbilden und sieht persönlich die Gefahr, dass die Altenpflege nicht mehr lukrativ für die kommende Generation sein wird. Problematisch empfindet diese auch das eigene Gefühl immer wieder über schwerwiegende Fehler, die die Auszubildenden machten, hinwegsehen zu müssen:

> „Die werden einfach mit durchgeschliffen durch die Ausbildung (…) weil eben och keener wusste wies läuft, (.) alle Augen zugedrückt wurden …" (P3, Z. 152–154). „Oh man, ich wollte Altenpfleger ausbilden und ni keene fürs Krankenhaus…" (P3, Z. 234–235)

Als eindeutige Herausforderung sehen alle vier Befragten jedoch die in ihren Augen seit der Reform veränderten Auszubildenden. Alle beschreiben ein subjektiv empfundenes Desinteresse, Demotivation und fehlende Kommunikationsbereitschaft sowie geringe Eigeninitiative seitens der Auszubildenden. Beobachtet wird dies in den PAL's sowie beim Umgang mit den Bewohner:innen bzw. Patient:innen. Dem gegenüber steht jedoch eine auffallend große wahrgenommene Erwartungshaltung der Auszubildenden gegenüber der Praxisanleitenden. Alle vier Interviewten beklagen das zum Teil respektlose Auftreten und für sie nicht nachvollziehbare Einstellungen der Auszubildenden auf unterschiedlichen Ebenen. Diese waren ausschlaggebend für ihre Entscheidung ihre Funktion als Praxisanleitende niederzulegen. Die Haltungen der Auszubildenden zum Beruf und zur theoretischen als auch zur praktischen Ausbildung frustriert alle Befragten und bereitete das Gefühl von Hilflosigkeit, Sinnlosigkeit und Hoffnungslosigkeit.

> „Also egal wen ich in meiner Praxisanleitung hab oder in unserer Einrichtung, die wolln och alle ni bei uns bleiben oder gar ni in die Altenpflege gehen (…) und die interessiert och einfach nichts, die wolln ni nachfragen, die wolln (.) nichts hinterfragen und die wolln och nichts erklärt ham und sind einfach da, um die Zeit, die gefordert ist abzusitzen (.) bei uns." (P3, Z. 90–95)
> „Also man hat einfach gemerkt, dass die Interesse und die Motivation der Schüler zurückgeht." (P2, Z. 84–85) „Also ich will die Behandlungspflege machen, ich möchte spritzen, ich möchte Blutzucker messen (.) aber ich möchte eigentlich so wenig wie möglich am Menschen pflegen. (.) Ja, ja das ist eigentlich ja das ist der Punkt." (P2, Z. 201–204) „Die Veränderung der Schüler (…) auf alle Fälle die, die Erwartungshaltung ähm an mich, als Praxisanleiter (..) ja ich muss einfach sagen, es war zum Scheitern verurteilt." (P2, Z. 185–188)
> „So also und das sind halt die Dinge, ne wenn die keene Lust ham sich ausbilden zu lassen, dann hab ich och keene Lust auszubilden, ganz einfach, oder? Nee ganz ehrlich!" (P4, Z. 145–147)
> „Also es gibt dann och keene persönliche Zuwendung mehr für den alten Menschen, also genau ne …" (P3, Z. 144–145)

Die Ressourcen stellen sich als komplex dar. Sowohl fehlende räumliche, zeitliche, personelle als auch persönliche und finanzielle Ressourcen beeinflussen die Entscheidung das Amt der Praxisanleitenden niederzulegen.

> „Ich hab alles zu Hause gemacht, meine Zentrale war zu Hause. Haha. (8) Ja klar ich hätte das am Computer bei uns machen können aber wiederum ni, weil äh (.) na, weil ich dort nicht eine Sekunde Ruhe gehabt hätte…" (P1, Z. 211–214)
> „Naja wie schon gesagt hab, das sind dann ebend diese, diese na Dinge, das wir ebend im OP-Saal hintereinander wegarbeiten müssen und da kommen dann och immer ähm sag ich mal so ne Sätze, wie ähm jede OP- Minute kostet so und so viel Geld. Ähm und die Zwischenzeiten werden alle ni bezahlt und deswegen muss das alles zack zack und schnell hintereinander gehen, so is es einfach so des ma eben für die Ausbildung keene Zeit hat." (P4, Z. 293–298)
> „Auch auf Seitens der PDL, muss ich sagen, war's nicht so eingerichtet, wie ich mir das hätte gewünscht." (P2, Z. 159–160)

Als persönliche Ressourcen werden in diesem Kontext Ressourcen verstanden, die eng mit den individuellen Werten, Normen und (Berufs-)Vorstellungen der Befragten verknüpft sind. Wenn demnach das subjektive Gefühl entsteht entweder nicht mehr qualitativ hochwertige Pflege vermitteln oder nicht mehr ganzheitlich ausbilden zu können, intensiviert sich damit das Gefühl der Hilflosigkeit, z. B. gegenüber den Auszubildenden.

Außerdem befeuert ein innerer Zwiespalt der Proband:innen hinsichtlich des Aufbaus der neuen Ausbildung die Unzufriedenheit. Ihrem subjektiven Urteil zufolge wird nunmehr die Behandlungspflege priorisiert wohingegen die Grundpflege inkl. Krankenbeobachtung benachteiligt, wird. Alle Befragten gaben die fehlende Wertschätzung ihrer Arbeit als weiteren Beweggrund ihre Funktion niederzulegen an. Dies verspüren sie an den Reaktionen der unmittelbaren Kolleg:innen, der Leitungsebene und auch der Auszubildenden. Diese Reaktionen zeigen sich unter anderem in dem Relativieren des Arbeitsaufwandes, den die Befragten haben, aber auch an vermeintlich falsch interpretierten Vorzügen.

> „Es ist undankbar, es ist sehr undankbar. Die Schüler sind undankbar, der (.) Betrieb allgemein (..) ist och (.) genauso undankbar." (P3, Z. 105–106)

Damit PAL gut gelingen kann, sprechen sich drei Befragte dafür aus, die Praxisanleitenden aus dem alltäglichen Geschehen herauszunehmen und sie in dieser Funktion zu belassen, damit diese sich hundertprozentig auf die PAL konzentrieren können und ausreichend Zeit zur Verfügung haben. Weiterhin empfehlen zwei Proband:innen die Schaffung von geeigneten Räumlichkeiten für die ungestörte PAL sowie zur eigenen Vorbereitung. Eine befragte Person regt an, dass im ambulanten Bereich die Anforderungen aus dem Leistungskatalog an den Tagen bei der eine PAL durchgeführt wird, entweder rausgenommen werden oder die Praxisbegleitung zusätzlich läuft. Weiterhin wünscht sich diese Person den Praxisanleitenden Wertschätzung, Anerkennung und Mitbestimmung, z. B. bei der Planung, deutlich spürbar entgegenzubringen. Eine andere Person findet es wichtig, dass die Praxisanleitenden mehr Zeit für ihre Weiterbildungen erhalten, um auch wirklich daran teilnehmen zu können.

4.6   Diskussion

Die Resultate der Datenerhebung zeigen verschiedene Aspekte im Zusammenhang mit dem Niederlegen der Funktion als Praxisanleitende in der generalistischen Pflege. Unabhängig vom spezifischen pflegerischen Setting oder dem Zeitpunkt des Erwerbs der Zusatzqualifikation scheinen Pflegefachkräfte ihre Funktion als PAL aufzugeben. Die Motive für das Erlangen dieser Zusatzqualifikation sind vielfältig und umfassen den Wunsch, Pflegewissen, -werte und -normen weiterzugeben sowie den Kontakt zu Auszubildenden zu fördern. Allerdings wird festgestellt, dass dieser Kontakt im beruflichen Alltag oft nicht gewährleistet ist, was zu einer sinkenden Motivation führen kann. Es wird vermutet, dass unklare Rollenbilder und schwer abgrenzbare Aufgaben zur Demotivation beitragen könnten, wie auch Quernheim (2022, S. 124–126) vermutet.

Werden die Gründe für das Niederlegen der Funktion des Praxisanleitenden betrachtet, wird eine deutliche Ablehnung der neuen Pflegeausbildung sichtbar. Die Skepsis und die Vorurteile, die der neuen Reform entgegengebracht werden, werden scheinbar unreflektiert auf die Eigenschaften der Auszubildenden übertragen. Dies kann zur besonderen Überspitzung der subjektiven Wahrnehmung der Befragten führen. Sie sehen Defizite bei den Auszubildenden bzgl. der Einstellung zum Berufsbild und zum ethisch korrekten Verhalten gegenüber den zu Pflegenden aber auch gegenüber der Praxisanleitenden. Fraglich bleibt der Ursprung dieser Verhaltensweisen. Ob es an den mangelnden sozialen Kompetenzen der Auszubildenden oder an den gegebenen Rahmenbedingungen vieler Pflegeeinrichtungen liegt, bleibt offen. Zudem ist die Vorbildfunktion der Praxisanleitenden und allen anderen am Pflegeprozess Beteiligten nicht zu unterschätzen (Quernheim 2022, S. 46). Ungewiss bleibt, ob das den Verantwortlichen zu jedem Zeitpunkt bewusst ist. Der Auszubildende wird u. U. als Objekt, der zu gehorchen und zu funktionieren hat, betrachtet. So werden z. B. die Auszubildenden laut Aussagen einiger Praxisanleitenden als vollwertige Mitarbeitende eingeplant. Eine Situation, die für Auszubildende schnell zur Überforderung und somit zu weniger angepasstem oder erwartetem Verhalten dieser führen kann.

Denkbar wäre auch eine persönliche Interpretation der Praxisanleitenden bzgl. der vermeintlich höheren Wertigkeit der neuen Ausbildung. Die Praxisanleitenden könnten dabei schlussfolgern, dass ihre eigene Pflegeausbildung von den Auszubildenden als weniger qualifiziert angesehen wird. Diese Annahme könnte auch aus dem Glauben der Auszubildenden resultieren, dass sie als zukünftige Pflegefachkraft ihre Zuständigkeitsbereiche vorwiegend in der Behandlungspflege sehen. Gegebenenfalls lässt sich daraus ableiten, dass sich die Praxisanleitenden abgewertet oder in ihrer Position bedroht fühlen. Verstärkt wird das Gefühl, wenn von den Mitarbeitenden und der Leitungsebene keine subjektiv angemessene und deutliche Wertschätzung gegenüber der Arbeit und/oder der Person ausgedrückt wird. Die zeitlichen Ressourcen für eine geplante und strukturierte Praxisanleitung werden oft nicht bereitgestellt, möglicherweise aufgrund der Ambivalenz zwischen dem Versorgungs- und dem Bildungsauftrag, wie auch Schlosser (2022, S. 120–122) darlegt.

Der Vergleich zwischen den verschiedenen pflegerischen Ausbildungen und der Weiterbildung zur Praxisanleitenden erfolgt oft zugunsten der vorherigen Gesetzgebung. Dies könnte dazu führen, dass die Identifikation mit der Rolle als Praxisanleitende schwierig ist und die Ausbildung als zu oberflächlich empfunden wird. Insgesamt entsteht der Eindruck, dass die Intention und die Informationen zu

Aufbau sowie Durchführung der generalistischen Pflegeausbildung lückenhaft oder falsch interpretiert worden sind, die nun die Sorgen über die Zukunft des Pflegeberufs nähren. Mögliche eigene Unsicherheiten bzw. Wissenslücken werden offenbar wenig reflektiert. Abschließend kann angemerkt werden, dass die praktische Ausbildung unter den beschriebenen Umständen eine Herausforderung bleibt. Sich davon persönlich abzugrenzen, gelingt scheinbar unter der zunehmenden Belastung den Befragten nicht.

4.7   Handlungsempfehlungen

Bedenklich ist der Umstand, dass es keine Registrierung der tatsächlich aktiven Praxisanleitenden gibt. Eine befragte Person äußerte zu dieser Thematik ihre Skepsis. Diese habe die Erfahrung im eigenen Setting gemacht, dass dies Vertuschungen bzgl. der Weiterbildungspflicht von Praxisanleitenden erleichterte, was dazu führen könnte, dass aktuelle Inhalte und Anforderungen nur unzureichend in die Praxis transportiert werden und Praxisanleitende so Möglichkeiten versäumen sich adäquat auf ihre Aufgaben vorzubereiten. Daher erscheint eine verpflichtende Registrierung sinnvoll. Darüber hinaus sollten sich Einrichtungen bemühen die benötigten Ressourcen für eine adäquate PAL zu gewährleisten und u. a. dadurch die Wertschätzung für die Tätigkeit der Praxisanleitenden unterstreichen. Den Ergebnissen folgend sollten Praxisanleitende sich jedoch auch selbstkritisch betrachten hinsichtlich ihrer eigenen Motivation die Tätigkeit auszuführen, ihrer eigenen möglichen Vorurteile z. B. hinsichtlich der neuen Ausbildung und deren unreflektierten Übertrag auf die Auszubildenden.

4.8   Fazit

Die Untersuchung zeigt vier zentrale Gründe, warum Praxisanleitende ihre Funktion niederlegen. Es wird offensichtlich, dass die Auszubildenden und ihr Verhalten als primäres Argument angeführt werden. Dabei scheinen die Befragten den möglichen Zusammenhang zwischen ihrer eigenen Demotivation und deren potenzielle Übertragung auf die Auszubildenden nicht zu berücksichtigen. Weiterhin beeinflussen unzureichende zeitliche, räumliche und personelle Ressourcen die wahrgenommene mangelnde Wertschätzung sowie die Kritik an den curricularen Inhalten der neuen Pflegeausbildung den Entscheidungsprozess der Befragten.

Was Sie aus diesem *essential* mitnehmen können

- Verständnis der zentralen Bedeutung der Praxisanleitung für die Qualität der Pflegeausbildung
- Einblick in aktuelle Belastungen und Herausforderungen praxisanleitender Pflegefachpersonen
- Erkenntnisse über den Einfluss der Anleitung auf Motivation und Bindung von Auszubildenden
- Ursachen für das Ausscheiden aus der Praxisanleitungsrolle seit der Reform
- Reflexion möglicher struktureller und organisatorischer Verbesserungsansätze
- Impulse zur Stärkung und Professionalisierung der Praxisanleitung in Ausbildungseinrichtungen

M. Roddewig et al., *Praxisanleitung in der generalistischen Pflegeausbildung*, essentials, https://doi.org/10.1007/978-3-662-73145-1

Literatur

Behrens, J. & Langer, G. (2022). *Evidence-based Nursing and Caring: Methoden und Ethik der Pflegepraxis und Versorgungsforschung* (5. Aufl.). Hogrefe Verlag.

Bogner, A., Littig, B. & Menz, W. (2014). *Interviews mit Experten. Eine praxisorientierte Einführung*. Springer.

Buchan, J., Shaffer, F. & Catton, H. (2018). *Policy Brief: Nurse Retention*. International Centre on Nurse Migration.

Bundesministerium für Familie, Senioren, Frauen und Jugend. (o. J.). *Pflegeausbildungs- und -prüfungsverordnung (PflAPrV)*. https://www.gesetze-im-internet.de/pflaprv

Bundesministerium für Gesundheit. (2024). *Fragen und Antworten zum Pflegeberufegesetz.* https://www.bundesgesundheitsministerium.de/pflegeberufegesetz/faq-pflegeb erufegesetz.html

Carstensen, T. (2016). *Soziale Medien und Pflege: Chancen und Risiken für die Praxis.* Springer VS. https://doi.org/10.1007/978-3-658-12234-1

Döring, N. & Bortz, J. (2016). Stichprobenziehung: Stichproben für qualitative Studien. In N. Döring & J. Bortz (Hrsg.), *Forschungsmethoden und Evaluation in den Sozial- und Humanwissenschaften* (5. Aufl., S. 291–320). Springer. https://doi.org/10.1007/978-3-642-41089-5_9

Eppers, N. (2024). Der Pflegearbeitsmarkt im demografischen Wandel – Methodik und Ergebnisse der Pflegekräftevorausberechnung. *WISTA Wirtschaft und Statistik, 2*, 46–53.

Fuchs, T., Wippich, R. & Kratz, A. (2024). Praxisanleitung in der Pflege – Herausforderungen und Chancen. In H. Müller & B. Schmidt (Hrsg.), *Pflegepädagogik im Wandel* (S. 245–260). Beltz Juventa.

González, D. & Peters, M. (2021). *Ausbildungs- und Studienabbrüche in der Pflege – ein integratives Review*. Bundesinstitut für Berufsbildung.

Großmann, S., Tsarouha, E. & Schilling, M. (2023). Ergebnisse qualitativer Interviews mit Praxisanleitenden, Lehrenden und Leitungskräften. In E. Tsarouha, M. Schilling & S. Großmann (Hrsg.), *Pflegeausbildung im Umbruch: Ergebnisse der BIBB-Studie* (S. 123–136). Bundesinstitut für Berufsbildung.

Hämel, K. & Schaeffer, D. (2013). Who cares? Fachkräftemangel in der Pflege. *Zeitschrift für Sozialreform, 59*(4), 413–432.

Helfferich, C. (2011). *Die Qualität qualitativer Daten: Manual für die Durchführung qualitativer Interviews* (4. Aufl.). Springer VS.

Hügelmeyer, S. & Glöggler, M. (2020). *Pflegepädagogik und Wertschätzung: Grundlagen und Konzepte.* Kohlhammer.

Jakobs, A. (2019). Nutzen Sie Praxisanleitung als Marketing-Instrument. *Pflegezeitschrift: Fachzeitschrift – Wissen & Management, 72*(8), 14–16.

Klein, C. (2019). Jede Generation hat eigene Werte – Generation Z. *Ergopraxis, 10*(19), 38–41. https://doi.org/10.1055/a-0957-9252

Klein, Z., Peters, M., Garcia González, D. & Dauer, B. (2021). *Empfehlungen für Praxisanleitende im Rahmen der Pflegeausbildung nach dem Pflegeberufegesetz (PflBG).* Bundesinstitut für Berufsbildung.

Knoch, B. (2019). Theorie-Praxis-Verzahnung in der Pflegeausbildung: Konzepte und Perspektiven. In H. Schaefer (Hrsg.), *Praxisanleitung heute* (S. 65–82). Hogrefe.

Kögler, K., Kremer, H. H. & Herkner, V. (Hrsg.). (2023). *Jahrbuch der berufs- und wirtschaftspädagogischen Forschung.* Verlag Barbara Budrich.

Kriesten, S. (2021). Strukturierte Praxisanleitung: Kompetenzbereiche und didaktische Umsetzung. In P. Kriesten & M. Hoffmann (Hrsg.), *Pflegedidaktik in Theorie und Praxis* (S. 135–152). Kohlhammer.

Kuckartz, U. (2014). *Qualitative Inhaltsanalyse, Methoden, Praxis, Computerunterstützung* (2. Aufl.). Beltz Juventa.

Mamerow, R. (2021). *Praxisanleitung in der Pflege* (7. Aufl.). Springer. https://doi.org/10.1007/978-3-662-63465-3

Martin, C. & Mensdorf, J. (2022a). Refinanzierung der Praxisanleitung: Rechtliche Grundlagen und Praxisprobleme. *Zeitschrift für Pflegepädagogik, 28*(3), 19–24. https://doi.org/10.1007/s44201-022-00045-9

Martin, J. & Mensdorf, B. (2022b). *Praxisanleitung in der generalistischen Pflegeausbildung: Hintergründe, Konzepte, Probleme, Lösungen* (6. Aufl.). Kohlhammer.

Mayring, P. (2022). *Qualitative Inhaltsanalyse: Grundlagen und Techniken.* Beltz Verlagsgruppe.

Peters, M. (2022). Die Praxisanleitung in der Pflegeausbildung gestalten. *BWP Rezensionen Neuerscheinungen, 4/2022.* Bundesinstitut für Berufsbildung.

Philipp, B. (2022). *Praxisanleitung leicht gemacht. Das generalistische Ausbildungskonzept praktisch umsetzen.* SingLiesel GmbH.

Preyer, G. (2012). *Rolle, Status, Erwartungen und soziale Gruppe: Mitgliedschaftstheoretische Reinterpretationen.* Springer.

Quernheim, G. (2022). *Spielend anleiten und beraten. Praktische Pflegeausbildung kompetent gestalten* (6. Aufl.). Elsevier.

Radtke, R. (2024). *Prognose zu Bedarf und Angebot an Pflegekräften in Deutschland nach Szenario in den Jahren 2024 bis 2049.* https://de.statista.com/statistik/daten/studie/172651/umfrage/bedarf-an-pflegekraeften-2025/

Schawe, C. (2023). Praxisanleitung im Spannungsfeld zwischen Theorie und Praxis. In B. Richter (Hrsg.), *Aktuelle Entwicklungen in der Pflegeausbildung* (S. 41–55). Springer VS.

Schlosser, D. (2022). *Die Praxisanleitung in der Pflegeausbildung gestalten. Eine qualitativ-empirische Studie zur Rollenklarheit und Rollendiffusion.* Waxmann.

Schreier, M. (2023). Qualitative Erhebungsmethoden: Interviewverfahren – Überblick über Interviewverfahren. In M. Schreier, G. Echterhoff, J. F. Bauer, N. Weydmann & W. Hussy (Hrsg.), *Forschungsmethoden in Psychologie und Sozialwissenschaften für Bachelor* (3. Aufl., S. 252–254). Springer. https://doi.org/10.1007/978-3-662-66673-9_6

Tsarouha, E., Schilling, M. & Großmann, S. (2023). *Pflegeausbildung im Umbruch: Ergebnisse einer BIBB-Studie*. Bundesinstitut für Berufsbildung.

Vorderwülbecke, J., Kappelhoff, J. H., Hayck, J. & Hartweg, H. R. (2024). *Generalistik als Chance für Ausbildungsbetriebe*. https://www.bibliomed-pflege.de/news/generalistik-als-chance-fuer-ausbildungsbetriebe

Weidinger, L., Löschnigg-Tausz, M. & Hausmann, D. (2022). Pflege & Wissenschaft. *ProCare: Aktuelle Information, Fort- und Weiterbildung für die Gesundheits- und Krankenpflege, 27*(3), 48–51. https://doi.org/10.1007/s00735-022-1540-9

Wolf, G. (2020). *Mitarbeiterbindung – inkl. Arbeitshilfen Online: Strategie und Umsetzung im Unternehmen* (4. Aufl.). Haufe.